GENÉTICA Y COMPORTAMIENTO

LA INFLUENCIA EN EL CONSUMO DE SUSTANCIAS

AMILCAR INÁCIO EVARISTO-PH.D

Explorando el Vínculo entre los Genomas Humanos y el Comportamiento de Adolescentes y Jóvenes

Amilcar Inácio Evaristo-Ph.D,
Professor Associado da Universidade Agostinho Neto/UAN

ÍNDICE

PALABRAS INICIALES

En un mundo donde la complejidad del ser humano se entrelaza con los hilos intrincados de la genética y el comportamiento, nos encontramos frente a un viaje fascinante que desentrañará los misterios que rodean la influencia de nuestros genes en las decisiones más cruciales de la vida.

La ciencia moderna nos ha revelado que somos mucho más que un simple producto de nuestra herencia genética; somos una intrincada red de posibilidades, donde cada gen representa una nota en la sinfonía de nuestra existencia. La adolescencia y la juventud, períodos de transformación y descubrimiento, son especialmente sensibles a estos componentes genéticos que pueden predisponer o proteger frente a comportamientos complejos como el consumo de sustancias.

Nuestro recorrido no pretende simplificar la realidad, sino comprenderla en toda su profundidad. No buscamos señalar con el dedo acusador, ni establecer sentencias deterministas sobre el comportamiento humano. Por el contrario, aspiramos a iluminar los caminos de comprensión, a tender puentes entre la investigación científica y la experiencia humana.

Cada capítulo de este libro representa un viaje exploratorio. Transitaremos desde los fundamentos más básicos de la genética hasta las narrativas personales más conmovedoras, revelando cómo nuestro ADN puede susurrar, pero no necesariamente dictar, nuestras decisiones más íntimas.

La adolescencia, ese período turbulento y maravilloso, se configura como un momento crítico donde convergen múltiples factores: la influencia genética, el entorno familiar, las dinámicas sociales y las presiones emocionales. Cada joven es un universo único, con potencialidades y vulnerabilidades específicas que merecen ser comprendidas con empatía y rigor científico.

Nos proponemos desmontar mitos, derribar estigmas y construir un conocimiento que empodere tanto a jóvenes como a sus familias. No se trata de predecir destinos, sino de comprender probabilidades, reconocer señales tempranas y desarrollar estrategias de prevención y acompañamiento.

La genética nos ofrece una lente poderosa para entender el comportamiento, pero no es un marco determinista. Es una invitación a la reflexión, a la comprensión de nuestra complejidad como seres humanos. Cada gen representa una posibilidad, no una sentencia definitiva.

Nuestra metodología combina rigor académico con narrativas humanizadas. No hablaremos de estadísticas frías, sino de historias reales, de experiencias que revelan la resiliencia extraordinaria de los jóvenes cuando encuentran el apoyo y la comprensión adecuados.

El consumo de sustancias no puede entenderse como un fenómeno aislado, sino como una manifestación compleja de múltiples factores: genéticos, psicológicos, sociales y ambientales. Cada capítulo profundizará en estas interconexiones, ofreciendo una mirada integral y esperanzadora.

Invitamos al lector a despojarse de prejuicios, a abrazar la curiosidad científica y la compasión humana. Este libro no busca juzgar, sino comprender; no pretende señalar culpables, sino construir puentes de conocimiento que permitan prevenir y acompañar.

La ciencia avanza, y con ella nuestra comprensión de la naturaleza humana. Cada descubrimiento genético representa una pieza más en el fascinante rompecabezas de nuestra existencia. Estamos ante una revolución del conocimiento que nos permite mirar nuestra vulnerabilidad y potencial con una mirada más comprensiva y esperanzadora.

Que este libro sea un faro de luz para familias, educadores, profesionales de la salud y, especialmente, para los jóvenes que transitan el camino del autodescubrimiento. Que cada página sea un paso más hacia la comprensión, el respeto y el cuidado de nuestra increíble diversidad humana.

INTRODUCCIÓN A LA GENÉTICA Y EL COMPORTAMIENTO

La genética, ese intrincado mapa de instrucciones que define nuestra constitución biológica, nos revela un universo fascinante donde nuestros genes no solo determinan características físicas, sino que también pueden influir sutilmente en nuestras conductas y predisposiciones. En el complejo panorama del comportamiento humano, especialmente durante la adolescencia y juventud, la genética juega un papel fundamental que merece ser desentrañado con precisión y profundidad.

Comprender cómo los genes pueden predisponer a conductas de riesgo implica reconocer que no existe un determinismo absoluto, sino más bien una intrincada interacción entre factores genéticos, ambientales y personales. La vulnerabilidad al consumo de drogas no es un destino inevitable, sino un escenario donde múltiples variables convergen e interactúan de manera dinámica.

Los estudios científicos contemporáneos han demostrado que ciertos marcadores genéticos pueden aumentar la probabilidad de desarrollar comportamientos adictivos. No se trata de una sentencia inamovible, sino de una probabilidad que puede ser modulada por factores externos como el entorno familiar, la educación, las experiencias personales y las estrategias de afrontamiento.

Las investigaciones en neurogenética revelan que algunas variaciones genéticas pueden afectar directamente los sistemas de recompensa cerebral, alterando la manera en que un individuo procesa los estímulos placenteros y las sensaciones de gratificación. Estas variaciones pueden hacer que algunas personas experimenten una respuesta neurológica diferente ante sustancias adictivas, incrementando potencialmente su riesgo de desarrollar dependencia.

Un aspecto crucial es la comprensión de los genes relacionados con la regulación emocional y el control de impulsos. Algunas personas pueden heredar variantes genéticas que dificultan la autorregulación, lo que aumenta su susceptibilidad a conductas impulsivas o de riesgo. Sin embargo, es fundamental enfatizar que estos predisposiciones no son determinantes absolutos, sino tendencias que pueden ser modificadas mediante intervenciones adecuadas.

La interacción entre genes y ambiente, conocida como epigenética, juega un papel fundamental. Los eventos vitales, el estrés, la nutrición y las experiencias emocionales pueden activar o desactivar ciertos genes, modificando su expresión. Este fenómeno explica por qué individuos con similares predisposiciones genéticas pueden desarrollar trayectorias de vida completamente diferentes.

Los adolescentes representan un grupo particularmente vulnerable debido a su etapa de desarrollo neurológico. Su cerebro se encuentra en un proceso de maduración que lo hace más plástico y sensible a influencias externas. Las variaciones genéticas pueden potenciar esta vulnerabilidad, incrementando la probabilidad de experimentar con sustancias como mecanismo de exploración o compensación emocional.

Los estudios de genética molecular han identificado varios genes asociados con mayor riesgo de adicciones. Por ejemplo, variaciones en los genes relacionados con los receptores de dopamina, como el DRD2 y DRD4, pueden influir en la sensibilidad a recompensas y la búsqueda de sensaciones. Estos genes no causan directamente la adicción, pero pueden modificar la respuesta individual a sustancias adictivas.

La predisposición genética al consumo de drogas no debe interpretarse como una condena, sino como información valiosa que permite diseñar estrategias de prevención personalizadas. Conocer los factores de riesgo genético permite implementar intervenciones tempranas, fortalecer mecanismos de resiliencia y desarrollar habilidades de afrontamiento más efectivas.

Es fundamental desmitificar la idea de que la genética es un destino inexorable. Cada individuo posee una capacidad única de adaptación y transformación. La educación, el apoyo familiar, las redes de contención social y el desarrollo de habilidades socioemocionales pueden contrarrestar significativamente cualquier predisposición genética hacia conductas de riesgo.

La investigación científica actual se enfoca cada vez más en comprender estas complejas interacciones, buscando no solo identificar factores de riesgo, sino también desarrollar estrategias de intervención más precisas y personalizadas. La genética nos ofrece una ventana única para comprender la diversidad del comportamiento humano, recordándonos permanentemente la complejidad de nuestra naturaleza.

En el complejo universo de la genética conductual, la predisposición a conductas de riesgo representa un fenómeno multifactorial que involucra una intrincada interacción entre nuestro material genético y los estímulos ambientales. La comprensión de estos mecanismos nos permite desentrañar los hilos invisibles que pueden conducir a un individuo hacia comportamientos potencialmente dañinos, especialmente en el contexto del consumo de drogas.

La variabilidad genética juega un papel fundamental en determinar la susceptibilidad individual a desarrollar conductas adictivas. Cada ser humano posee una huella genética única que puede incrementar o disminuir su probabilidad de involucrarse en comportamientos de riesgo. Los investigadores han identificado varios genes y polimorfismos que parecen estar directamente relacionados con esta predisposición.

Entre los marcadores genéticos más estudiados se encuentran aquellos vinculados con los sistemas de neurotransmisores, particularmente los relacionados con la dopamina y la serotonina. El gen del receptor de dopamina D2 (DRD2), por ejemplo, ha sido ampliamente investigado por su potencial conexión con comportamientos adictivos. Las variaciones en este gen pueden alterar significativamente la respuesta neurológica a sustancias psicoactivas, modificando la sensación de recompensa y placer.

La heredabilidad de las conductas de riesgo no implica un determinismo absoluto, sino más bien una predisposición que puede ser modulada por factores ambientales y decisiones personales. Estudios realizados con gemelos han demostrado que existe un componente genético considerable en el desarrollo de adicciones, aunque no es el único factor determinante.

Los mecanismos epigenéticos juegan un papel crucial en esta compleja ecuación. Las modificaciones epigenéticas pueden activar o silenciar ciertos genes sin alterar la secuencia de ADN original, lo que significa que las experiencias de vida, el estrés y el entorno pueden generar cambios significativos en la expresión genética.

La neuroquímica de la adicción revela que algunas personas poseen una sensibilidad neurológica diferencial a las sustancias. Ciertos individuos experimentan una respuesta más intensa a los estímulos que generan placer, lo cual puede incrementar su vulnerabilidad hacia conductas adictivas. Esta diferencia se relaciona directamente con variaciones genéticas en los circuitos de recompensa cerebral.

El sistema de recompensa mesolímbico, fundamental en la génesis de adicciones, presenta variaciones significativas entre individuos. Algunos sujetos tienen una menor capacidad de inhibición y autocontrol debido a particularidades genéticas específicas, lo que los hace más propensos a involucrarse en conductas impulsivas y de riesgo.

La investigación contemporánea ha identificado varios genes candidatos asociados con la vulnerabilidad al consumo de drogas.

Entre ellos se destacan:

1. Gen CHRNA5: Relacionado con la adicción a nicotina
2. Gen GABRA2: Vinculado al alcoholismo
3. Gen SLC6A4: Asociado con la susceptibilidad a múltiples adicciones
4. Gen COMT: Relacionado con la regulación dopaminérgica

Estos descubrimientos permiten comprender que la adicción no es simplemente un problema de voluntad, sino un fenómeno complejo con profundas raíces biológicas. La genética proporciona una lente adicional para entender por qué algunas personas son más vulnerables que otras frente al consumo de sustancias.

Los estudios de genómica conductual revelan que la interacción gene-ambiente es particularmente relevante durante la adolescencia, período caracterizado por una mayor plasticidad neuronal y menor capacidad de inhibición. Las variaciones genéticas pueden potenciar o mitigar los efectos de factores ambientales como el estrés, la presión social y las experiencias traumáticas.

La comprensión de estos mecanismos no busca estigmatizar, sino empoderar. Conocer la predisposición genética permite desarrollar estrategias personalizadas de prevención e intervención temprana, diseñadas específicamente para cada individuo según su perfil genético y contextual.

La medicina de precisión emerge como una promesa esperanzadora, permitiendo intervenciones más específicas y efectivas. La posibilidad de identificar tempranamente factores de riesgo genéticos abre nuevos horizontes en la prevención de conductas adictivas.

Sin embargo, es fundamental mantener una perspectiva integral. La genética representa solo una pieza del complejo rompecabezas del comportamiento humano. Factores psicológicos, sociales, educativos y culturales interactúan constantemente con nuestra herencia genética, configurando nuestra respuesta final a diversos estímulos y situaciones.

La educación, el apoyo familiar, las redes de contención social y el desarrollo de habilidades socioemocionales siguen siendo herramientas fundamentales para prevenir conductas de riesgo, independientemente de la predisposición genética individual.

ADOLESCENCIA Y JUVENTUD: FASES CRÍTICAS

La adolescencia y la juventud representan períodos críticos de transformación biológica, psicológica y social que configuran una etapa única en el desarrollo humano, caracterizada por profundos cambios que incrementan la vulnerabilidad hacia conductas de riesgo, especialmente el consumo de sustancias.

Durante esta fase evolutiva, los individuos experimentan múltiples transiciones que modifican sustancialmente su percepción del mundo y sus mecanismos de interacción social. Neurobiológicamente, el cerebro adolescente se encuentra en un proceso de remodelación fundamental, donde las áreas relacionadas con el control de impulsos, la toma de decisiones y la evaluación de riesgos aún no han alcanzado su pleno desarrollo.

Los cambios hormonales asociados a esta etapa generan una intensa activación del sistema límbico, responsable de las emociones y la búsqueda de recompensas inmediatas. Esta particular configuración neurológica provoca que los adolescentes sean más propensos a experimentar sensaciones intensas, manifestar conductas impulsivas y mostrar menor capacidad para evaluar consecuencias a largo plazo.

La dimensión psicosocial de este período se caracteriza por una búsqueda constante de identidad, autonomía y pertenencia. Los jóvenes enfrentan la necesidad de construir su individualidad mientras simultaneously intentan establecer vínculos significativos con sus grupos de pares. Esta compleja dinámica genera estados de vulnerabilidad emocional que pueden constituirse como factores de riesgo para el consumo de sustancias.

La presión social y la necesidad de aceptación grupal juegan un papel determinante en este contexto. Los adolescentes frecuentemente perciben el consumo de drogas como una estrategia de integración, un mecanismo para demostrar madurez o una forma de rebeldía contra las normas establecidas por figuras de autoridad.

Desde una perspectiva evolutiva, la adolescencia representa un período de transición entre la dependencia infantil y la autonomía adulta. Esta etapa implica el desarrollo de habilidades fundamentales para la vida, como la capacidad de establecer vínculos emocionales complejos, desarrollar pensamiento abstracto y construir proyectos personales.

Los factores de riesgo asociados al consumo de sustancias durante esta etapa son múltiples y se entrelazan de manera compleja. La inestabilidad emocional, la búsqueda de sensaciones nuevas, la baja tolerancia a la frustración y la falta de herramientas para gestionar el estrés configuran un escenario potencialmente propicio para experimentar con drogas.

La vulnerabilidad no es únicamente un fenómeno individual, sino que se encuentra profundamente influenciada por determinantes sociales y contextuales. El entorno familiar, las condiciones socioeconómicas, los niveles de violencia, la calidad de la educación y las oportunidades de desarrollo personal constituyen variables fundamentales que modulan las posibilidades de involucramiento en conductas de riesgo.

La juventud, como extensión de la adolescencia, representa un período de consolidación de identidad y proyección vital. Durante estos años, los individuos continúan desarrollando estrategias de afrontamiento, definiendo sus valores y construyendo trayectorias profesionales y personales. Sin embargo, persisten ciertos elementos de vulnerabilidad que pueden facilitar el consumo de sustancias.

Los estudios científicos contemporáneos revelan que el cerebro humano continúa su proceso de maduración neurológica hasta aproximadamente los 25 años. Este dato resulta particularmente significativo al comprender los mecanismos que subyacen a la experimentación y potencial desarrollo de conductas adictivas durante la adolescencia y juventud temprana.

La comprensión integral de estos períodos requiere un enfoque interdisciplinario que considere las múltiples dimensiones del desarrollo humano. No se trata solamente de identificar factores de riesgo, sino de reconocer las potencialidades y recursos que pueden fortalecer la resiliencia de los jóvenes.

Es fundamental desarrollar estrategias de prevención que no se limiten a la transmisión de información, sino que promuevan el desarrollo de habilidades sociales, competencias emocionales y capacidades críticas que permitan a los adolescentes tomar decisiones informadas y saludables.

La educación, el acompañamiento familiar, el fortalecimiento de la autoestima y la generación de espacios de contención social se configuran como elementos centrales para mitigar los riesgos asociados al consumo de sustancias durante estas etapas críticas del desarrollo humano.

Durante la adolescencia y juventud, los individuos experimentan una serie de transformaciones sociales y emocionales que los hacen especialmente vulnerables a influencias externas y a comportamientos de riesgo. Este período crítico de desarrollo está marcado por profundos cambios psicológicos, neurológicos y hormonales que alteran significativamente la manera en que procesan información, toman decisiones y responden a estímulos del entorno.

La dimensión emocional juega un papel fundamental en este proceso. Los adolescentes y jóvenes se encuentran en una etapa de intensa exploración de su identidad, donde las emociones fluctúan con gran intensidad y rapidez. La inestabilidad emocional característica de este periodo los hace más susceptibles a experimentar estados de ansiedad, depresión y búsqueda de sensaciones que pueden llevarlos a conductas de riesgo, incluyendo el consumo de sustancias.

Las investigaciones contemporáneas revelan que el cerebro adolescente está en un proceso de maduración neurológica que no finaliza hasta aproximadamente los 25 años. El sistema límbico, responsable de las emociones y la búsqueda de recompensas, se desarrolla más rápidamente que la corteza prefrontal, encargada del control de impulsos y la toma de decisiones racionales. Esta asincronía neurológica explica por qué los jóvenes tienden a actuar de manera más impulsiva y menos reflexiva.

Los factores sociales ejercen una presión significativa durante esta etapa. El deseo de pertenencia, la necesidad de ser aceptado por el grupo de pares y la construcción de una identidad propia son elementos cruciales que pueden influir directamente en comportamientos de riesgo. La presión social se convierte en un elemento determinante, donde la percepción de normalidad dentro de un grupo puede llevar a la adopción de conductas que en otro contexto serían consideradas inadecuadas.

La autoestima y la imagen personal juegan un papel preponderante. Muchos adolescentes utilizan el consumo de sustancias como una estrategia para lidiar con la baja autoestima, para parecer más maduros o para encajar en ciertos grupos sociales. La necesidad de sentirse aceptados y valorados puede llevarlos a experimentar con drogas como mecanismo de integración social.

Los mecanismos de afrontamiento emocional también son fundamentales. Aquellos jóvenes que no han desarrollado herramientas adecuadas para manejar el estrés, la frustración o la ansiedad son más propensos a buscar soluciones instantáneas a través de sustancias que les permitan evadir momentáneamente sus problemas emocionales.

Las experiencias traumáticas o situaciones de adversidad incrementan la vulnerabilidad. Jóvenes que han experimentado abuso, negligencia, violencia familiar o que provienen de entornos socioeconómicos complejos presentan mayor riesgo de desarrollar comportamientos adictivos como mecanismo de supervivencia o escape emocional.

La inteligencia emocional se configura como un factor protector crucial. Aquellos individuos capaces de reconocer, comprender y gestionar sus emociones de manera efectiva tienen mayores probabilidades de desarrollar estrategias saludables de afrontamiento y resistir presiones sociales que podrían conducirlos al consumo de sustancias.

Los procesos de comunicación familiar y la calidad de los vínculos afectivos también inciden directamente en el comportamiento. Un entorno familiar caracterizado por la apertura, el diálogo y el apoyo emocional genera resiliencia en los jóvenes, permitiéndoles desarrollar mecanismos de protección contra conductas de riesgo.

La salud mental se presenta como un elemento transversal en esta compleja ecuación. Los trastornos como la depresión, el trastorno de ansiedad o problemas de salud mental no diagnosticados pueden incrementar significativamente la probabilidad de consumo de sustancias como mecanismo de automedicación o escape.

Las redes sociales y los medios digitales añaden una capa adicional de complejidad. La exposición constante a contenidos que normalizan el consumo, la presión por mostrar una imagen de "éxito" o "rebeldía" y la posibilidad de comparación permanente generan nuevos escenarios de riesgo emocional para los jóvenes contemporáneos.

El género también configura diferencias significativas en la manifestación de comportamientos de riesgo. Las construcciones sociales y los roles de género tradicionales impactan la manera en que hombres y mujeres procesan sus emociones y enfrentan situaciones de presión social relacionadas con el consumo de sustancias.

La comprensión profunda de estos factores sociales y emocionales no busca estigmatizar a los jóvenes, sino reconocer la complejidad de su proceso de desarrollo. Cada individuo transita por esta etapa de manera única, con sus propias particularidades, vulnerabilidades y fortalezas.

Es fundamental desarrollar estrategias de intervención que contemplen esta multidimensionalidad, promoviendo espacios de escucha, acompañamiento y construcción de herramientas emocionales que permitan a los jóvenes navegar esta etapa de manera saludable y resiliente.

TIPOS DE DROGAS Y SUS EFECTOS

En el complejo universo de las sustancias que consumen los jóvenes, cada droga representa un capítulo diferente de riesgo, vulnerabilidad y potencial transformación personal. La diversidad de sustancias no solo refleja la complejidad de las dinámicas juveniles, sino también los mecanismos neurobiológicos y psicosociales que intervienen en su consumo.

Las sustancias pueden clasificarse en diferentes categorías según su origen, composición química y efectos sobre el sistema nervioso central. Esta taxonomía no solo permite comprender sus características intrínsecas, sino también dimensionar el impacto que cada una genera en el desarrollo integral de adolescentes y jóvenes.

DROGAS DEPRESORAS DEL SISTEMA NERVIOSO CENTRAL

Entre las sustancias depresoras más frecuentes se encuentran el alcohol, los ansiolíticos y los opiáceos. Estas drogas generan una ralentización de las funciones cerebrales, produciendo efectos de relajación, sedación y disminución de la actividad mental y motora.

El alcohol, probablemente la sustancia más extendida entre los jóvenes, representa un caso paradigmático. Su consumo temprano puede generar alteraciones significativas en el desarrollo neurológico. A corto plazo, produce desinhibición, disminución de los reflejos y alteración de la coordinación motora. Las consecuencias a largo plazo incluyen potenciales daños cerebrales, especialmente en regiones relacionadas con la memoria, el aprendizaje y el control de impulsos.

Los opiáceos, como la heroína y los medicamentos opioides, generan una profunda depresión del sistema nervioso. Su consumo produce sensaciones intensas de placer y desconexión con la realidad, acompañadas de un alto potencial adictivo. Los riesgos asociados incluyen sobredosis, deterioro cognitivo y graves problemas de salud física.

DROGAS ESTIMULANTES

Las sustancias estimulantes representan otro grupo significativo en el consumo juvenil. La cocaína, la metanfetamina y algunas anfetaminas se caracterizan por incrementar la actividad cerebral, generando estados de hipervigilancia, euforia y sensación de energía.

La cocaína, especialmente entre jóvenes universitarios y de contextos urbanos, produce una intensa activación neuronal. Sus efectos inmediatos incluyen aumento de la presión arterial, aceleración del ritmo cardíaco y sensación de omnipotencia. A largo plazo, puede provocar graves alteraciones cardiovasculares, neurológicas y psicológicas.

Las metanfetaminas representan un grupo particularmente peligroso. Su consumo genera modificaciones profundas en la estructura cerebral, con potenciales daños irreversibles en los circuitos de recompensa y motivación.

DROGAS PSICODÉLICAS

Los alucinógenos como la marihuana, el LSD y los hongos psilocibios generan alteraciones perceptuales significativas. La marihuana, ampliamente consumida entre adolescentes, produce modificaciones en la percepción sensorial, alteración de la memoria a corto plazo y potenciales efectos sobre la estructura cerebral en desarrollo.

El LSD genera experiencias perceptuales complejas, con posibles desenlaces psicológicos impredecibles. Su consumo puede desencadenar episodios psicóticos en individuos con predisposición genética.

DROGAS SINTÉTICAS

Las denominadas "drogas de diseño" representan un fenómeno contemporáneo particularmente complejo. Estos compuestos, creados en laboratorios clandestinos, modifican constantemente su composición química para evadir regulaciones legales.

Las sales de baño y los compuestos conocidos como "nueva generación" generan efectos impredecibles, con potenciales consecuencias neurológicas y psiquiátricas severas.

PERCEPCIÓN DE RIESGO

La percepción del riesgo asociado al consumo de sustancias varía significativamente entre diferentes grupos juveniles. Factores como el contexto sociocultural, la información disponible y las experiencias personales moldean esta percepción.

Investigaciones recientes demuestran que los jóvenes frecuentemente subestiman los riesgos asociados a ciertas sustancias, especialmente aquellas percibidas como "más naturales" o con menor estigmatización social.

VULNERABILIDAD NEUROBIOLÓGICA

El cerebro adolescente presenta una especial vulnerabilidad a los efectos de sustancias psicoactivas. Los procesos de mielinización y desarrollo de conexiones neuronales pueden verse significativamente alterados por el consumo temprano.

La plasticidad neuronal característica de esta etapa vital genera una mayor susceptibilidad tanto a los efectos inmediatos como a las potenciales consecuencias a largo plazo del consumo de drogas.

En el complejo universo de las sustancias psicoactivas, la percepción de riesgo juega un papel fundamental en la decisión de consumo entre adolescentes y jóvenes. Cada droga posee características únicas que modifican la manera en que los individuos evalúan su potencial peligrosidad, lo cual determina significativamente su probabilidad de experimentación y consumo recurrente.

La variabilidad en la percepción de riesgo se relaciona directamente con factores psicosociales, información disponible y experiencias personales o cercanas. Las sustancias como el alcohol y la marihuana, por ejemplo, presentan una percepción de riesgo considerablemente más baja en comparación con drogas como la cocaína o heroína, lo cual influye dramáticamente en su consumo.

El alcohol, culturalmente normalizado en muchos contextos sociales latinoamericanos, es frecuentemente percibido como menos peligroso, pese a sus severas consecuencias neurológicas y conductuales. Los jóvenes tienden a minimizar sus riesgos debido a su amplia aceptación social y su disponibilidad legal. Esta percepción errónea incrementa significativamente las probabilidades de consumo temprano y potenciales trastornos adictivos.

La marihuana representa otro caso paradigmático. Con el creciente debate sobre su legalización y sus supuestos beneficios médicos, los adolescentes desarrollan percepciones de riesgo cada vez más flexibles. Los discursos que promueven su "inocuidad" comparativa con otras sustancias generan una falsa sensación de seguridad que puede conducir a su consumo frecuente.

En contraste, sustancias como la cocaína, metanfetaminas o heroína conservan una percepción de riesgo elevada. Su asociación mediática con consecuencias devastadoras, sobredosis y deterioro físico inmediato genera mayor prevención entre los jóvenes. Sin embargo, esto no implica inmunidad total contra su experimentación, especialmente en contextos de vulnerabilidad social o presión grupal.

Las drogas sintéticas y de diseño presentan un escenario particularmente complejo. Su constante evolución química y presentaciones cambiantes dificultan la construcción de una percepción de riesgo estable. Los jóvenes experimentan con sustancias cuyas consecuencias reales aún no están completamente documentadas, generando un panorama de riesgo impredecible.

Factores psicológicos como la sensación de invulnerabilidad característico de la etapa adolescente influyen significativamente en estas percepciones. La tendencia a subestimar riesgos y sobrevalorar capacidades personales genera una distorsión en la evaluación real de los peligros asociados al consumo.

La educación resulta fundamental para modificar estas percepciones. Los programas que proporcionan información científica, testimonios reales y estrategias de prevención pueden transformar la manera en que los jóvenes interpretan los riesgos asociados a diferentes sustancias.

La neurociencia ha demostrado que el cerebro adolescente procesa la información de riesgo de manera diferente a los adultos. Su sistema límbico, más reactivo e impulsivo, y su córtex prefrontal aún en desarrollo, generan una evaluación de riesgos menos estructurada y más emocional.

Investigaciones recientes sugieren que la percepción de riesgo no es únicamente un proceso cognitivo, sino también emocional y social. Las redes de amigos, la exposición mediática, las experiencias familiares y el contexto cultural moldean constantemente cómo los jóvenes interpretan el potencial peligro de cada sustancia.

Las diferencias de género también impactan significativamente en estas percepciones. Estudios demuestran que hombres y mujeres jóvenes pueden evaluar los riesgos de manera distinta, influenciados por construcciones sociales y expectativas culturales sobre el consumo.

La evolución tecnológica y digital ha complejizado aún más este panorama. Las redes sociales, foros de internet y comunidades virtuales generan nuevos espacios de información y desinformación que modifican constantemente la percepción de riesgo entre los adolescentes.

Comprender estas dinámicas resulta esencial para desarrollar estrategias de prevención más efectivas. No se trata solo de transmitir información, sino de construir un diálogo que reconozca la complejidad de las decisiones juveniles y ofrezca herramientas para una toma de decisiones más consciente.

La percepción de riesgo no es estática, sino un proceso dinámico y multidimensional que requiere un abordaje integral. Educación, comunicación empática, información científica y reconocimiento de las realidades juveniles son componentes fundamentales para transformar la manera en que los adolescentes evalúan los riesgos asociados al consumo de sustancias.

LA INFLUENCIA DEL ENTORNO FAMILIAR

La familia representa el núcleo fundamental donde se construyen los primeros cimientos emocionales, conductuales y de valores que determinarán significativamente el comportamiento futuro de los adolescentes, especialmente en relación con conductas de riesgo como el consumo de sustancias.

El entorno familiar no es un elemento pasivo, sino un sistema dinámico y complejo que interactúa constantemente con las predisposiciones genéticas y las características individuales de cada adolescente. Cada núcleo familiar posee una estructura única de comunicación, expresión emocional, resolución de conflictos y transmisión de valores que impacta directamente en la vulnerabilidad o resiliencia de los jóvenes frente a potenciales consumos.

Diversos estudios científicos han demostrado que ciertos patrones familiares incrementan significativamente el riesgo de consumo de drogas.

Entre estos factores críticos se encuentran:

1. Comunicación Familiar Disfuncional

La calidad comunicacional dentro del hogar juega un papel determinante. Familias caracterizadas por la ausencia de diálogo abierto, la comunicación agresiva o el silencio emocional generan ambientes donde los adolescentes experimentan mayor probabilidad de búsqueda de alternativas de escape o validación externa.

Las investigaciones revelan que los jóvenes provenientes de contextos con comunicación restrictiva o autoritaria desarrollan mayor tendencia a ocultar información, gestionar sus conflictos internamente y buscar espacios de expresión por fuera del núcleo familiar, lo cual puede conducirlos a grupos de pares con conductas de riesgo.

2. Modelos de Consumo Parentales

La exposición directa a conductas de consumo dentro del ambiente familiar representa un factor de alto impacto. Los adolescentes que crecen observando consumo de alcohol, tabaco o drogas entre sus figuras parentales normalizan estas prácticas, reduciendo su percepción de riesgo y aumentando la probabilidad de imitación conductual.

No solamente se trata de la presencia física del consumo, sino también de los mensajes implícitos y explícitos que se transmiten. Un padre que utiliza sustancias como mecanismo de afrontamiento de estrés genera un modelo inadvertido pero poderoso para sus hijos.

3. Estructura y Dinámica Familiar

La composición del núcleo familiar influye significativamente. Hogares monoparentales, con alto nivel de conflictividad, ausencia de figuras parentales estables o con frecuentes rupturas emocionales incrementan la vulnerabilidad juvenil.

La presencia de roles parentales definidos, límites claros y un ambiente de contención emocional actúa como factor protector. Los adolescentes que experimentan un sentido de pertenencia y seguridad familiar desarrollan mayores herramientas de resistencia frente a presiones externas de consumo.

4. Contexto Socioeconómico Familiar

El nivel socioeconómico no determina mecánicamente el consumo, pero genera condiciones estructurales que pueden facilitar o restringir conductas de riesgo. Familias con alto estrés económico, desempleo prolongado o precariedad laboral generan ambientes de tensión que pueden derivar en mecanismos inadaptativos de afrontamiento.

La vulnerabilidad económica se correlaciona estadísticamente con mayores tasas de consumo, no por una relación causal directa, sino por los procesos de desintegración social y limitación de oportunidades que produce.

5. Nivel Educativo y Capital Cultural

El capital cultural familiar, expresado en niveles educativos, hábitos de lectura, valoración del conocimiento y estrategias de crianza, constituye un factor protector fundamental. Las familias que promueven el pensamiento crítico, la comunicación abierta y el desarrollo personal reducen significativamente los riesgos de consumo.

La educación no se limita a la transmisión de información, sino a la construcción de marcos interpretativos que permitan a los adolescentes comprender los riesgos asociados al consumo de sustancias.

6. Estrategias de Supervisión y Acompañamiento

La supervisión parental no implica control autoritario, sino un acompañamiento respetuoso que combine establecimiento de límites con comprensión emocional. Los adolescentes que experimentan una supervisión equilibrada, con espacios de confianza y diálogo, desarrollan mayor capacidad de autodeterminación.

Las investigaciones contemporáneas demuestran que el acompañamiento parental basado en la confianza, más que en la restricción, genera mejores resultados en prevención de conductas de riesgo.

CONCLUSIONES PRELIMINARES

El entorno familiar no opera como un determinante absoluto, sino como un sistema complejo de influencias múltiples. La interacción entre predisposiciones genéticas, dinámicas familiares y contexto social configura un escenario de múltiples variables.

La prevención efectiva requiere un abordaje integral que reconozca la complejidad de estas interacciones, promoviendo estrategias de fortalecimiento familiar, desarrollo de habilidades socioemocionales y generación de entornos protectores.

La dinámica familiar juega un papel fundamental en la formación de comportamientos y decisiones de los adolescentes, especialmente cuando se trata de conductas de riesgo como el consumo de sustancias. Comprender cómo el entorno familiar puede convertirse en un factor protector o de vulnerabilidad resulta esencial para desarrollar estrategias efectivas de intervención.

Las familias representan el primer núcleo social donde los jóvenes aprenden valores, establecen límites y desarrollan habilidades emocionales. La comunicación abierta y asertiva se configura como una herramienta primordial para prevenir conductas de riesgo. Cuando los padres o tutores generan espacios de diálogo genuino, sin juzgamiento y con escucha activa, los adolescentes se sienten más propensos a compartir sus inquietudes, miedos y experiencias.

Dentro de las estrategias de intervención familiar más efectivas, destacan varios elementos clave. En primer lugar, la construcción de vínculos emocionales sólidos que permitan generar confianza mutua. Esto implica que los padres no solo establezcan normas y límites, sino que también demuestren comprensión y apoyo incondicional.

La educación familiar sobre los riesgos del consumo de sustancias debe realizarse desde un enfoque informativo y empático, alejándose de discursos moralistas o prohibitivos que puedan generar resistencia en los adolescentes. Es fundamental presentar información científica actualizada, utilizando un lenguaje cercano y comprensible que permita una verdadera conexión comunicacional.

Un aspecto fundamental es el desarrollo de habilidades socioemocionales dentro del núcleo familiar. Esto significa trabajar en la gestión de emociones, la resolución pacífica de conflictos, la autoestima y la toma de decisiones responsables. Cuando los jóvenes cuentan con herramientas emocionales sólidas, son más resilientes frente a presiones externas y tienen mayor capacidad de discernimiento.

La detección temprana de señales de riesgo constituye otra estrategia crucial. Los padres deben estar atentos a cambios significativos en el comportamiento, el rendimiento académico, los círculos sociales y los estados de ánimo de sus hijos. Sin embargo, esta vigilancia debe realizarse desde el respeto a la privacidad y la autonomía progresiva del adolescente.

Los modelos de crianza también juegan un papel determinante. Los estilos parentales caracterizados por el equilibrio entre el afecto y la autoridad han demostrado ser más efectivos en la prevención de conductas de riesgo. El autoritarismo excesivo puede generar rebeldía, mientras que la permisividad total puede conducir a la falta de límites claros.

Es importante reconocer que la intervención familiar no es un proceso lineal ni uniforme. Cada familia tiene su propia dinámica, historia y contexto. Por ello, las estrategias deben ser flexibles y adaptadas a las necesidades específicas de cada núcleo familiar y cada individuo.

La formación de los padres y tutores resulta fundamental. Implementar programas de capacitación que les permitan comprender las complejidades de la adolescencia, los mecanismos de adicción y las mejores prácticas de acompañamiento puede marcar una diferencia significativa.

Las redes de apoyo familiar extendidas también representan un recurso valioso. Los abuelos, tíos, hermanos mayores y otros familiares pueden constituirse como figuras de referencia y contención adicional para los adolescentes, ampliando los espacios de escucha y comprensión.

La promoción de actividades familiares significativas contribuye a fortalecer los lazos y reducir la probabilidad de conductas de riesgo. Compartir tiempo de calidad, realizar actividades recreativas conjuntas, practicar deportes o desarrollar proyectos comunes genera sentido de pertenencia y conexión emocional.

El manejo del tiempo libre es otro elemento fundamental. Las familias pueden orientar a los adolescentes hacia actividades deportivas, artísticas, educativas o comunitarias que les permitan canalizar energías, desarrollar talentos y construir proyectos de vida significativos alejados del consumo de sustancias.

La intervención familiar debe ser un proceso dinámico y continuo, que acompañe el desarrollo del adolescente desde la comprensión, el respeto y el amor. No se trata de controlar, sino de guiar; no de juzgar, sino de comprender; no de prohibir, sino de educar.

Finalmente, es crucial reconocer que ninguna estrategia será completamente efectiva si no existe un compromiso genuino de toda la familia. La prevención del consumo de sustancias requiere un trabajo colectivo, consciente y sostenido que involucre a todos los miembros del núcleo familiar.

AMISTADES Y GRUPO SOCIAL

El impacto de las amistades y la dinámica social en el comportamiento de los adolescentes representa un fenómeno complejo y profundamente influyente en el desarrollo de conductas de riesgo, particularmente en relación con el consumo de sustancias. La interacción social durante la adolescencia configura un escenario donde la presión de grupo se convierte en un factor determinante que puede modificar significativamente las decisiones individuales.

En este contexto, los grupos de pares emergen como espacios de construcción identitaria donde los jóvenes buscan validación, aceptación y pertenencia. La necesidad de ser reconocidos y establecer vínculos emocionales puede llevarlos a adoptar comportamientos que inicialmente no formaban parte de su sistema de valores o expectativas personales.

La investigación contemporánea ha demostrado que el proceso de socialización durante la adolescencia implica una negociación constante entre la individualidad y la necesidad de integración grupal. Cuando un individuo percibe que el consumo de drogas representa un mecanismo de inclusión, la probabilidad de experimentar con sustancias aumenta considerablemente.

Las dinámicas de grupo presentan características específicas que pueden potenciar conductas de riesgo. Entre estos mecanismos se encuentran:

1. Normalización del consumo

Los grupos adolescentes pueden desarrollar narrativas que minimizan los riesgos asociados al consumo de sustancias, transformándolos en experiencias aparentemente controladas y socialmente aceptables. Esta naturalización permite que comportamientos potencialmente peligrosos sean percibidos como parte de un proceso de experimentación normal.

2. Mecanismos de presión social directa

La presión de grupo se manifiesta mediante estrategias explícitas de coacción, donde los miembros más influyentes del círculo social generan expectativas de conformidad. Rechazar una invitación para consumir puede significar la exclusión social, lo cual representa una amenaza significativa para adolescentes en proceso de construcción de identidad.

3. Influencia indirecta y modelado conductual

Más allá de la presión directa, los grupos sociales funcionan como espacios de aprendizaje por observación. Los adolescentes tienden a imitar comportamientos de sus pares considerados como referentes, incorporando gradualmente patrones de consumo que inicialmente podían resultar ajenos.

Casos de estudio desarrollados en diferentes contextos latinoamericanos revelan patrones recurrentes en estas dinámicas sociales. Por ejemplo, en comunidades urbanas marginales, el consumo de sustancias puede representar un mecanismo de supervivencia social, mientras que en entornos académicos de clase media, emerge como una forma de distinción y experimentación.

La vulnerabilidad adolescente se acentúa cuando los grupos sociales carecen de supervisión adulta o presentan estructuras de comunicación débiles. Los espacios donde predomina la ausencia de límites claros y el reconocimiento de consecuencias potenciales incrementan exponencialmente los riesgos asociados al consumo.

Es fundamental comprender que la influencia grupal no opera de manera uniforme. Factores individuales como la resiliencia, autoestima, capacidad de toma de decisiones y contexto familiar funcionan como variables moduladoras que pueden potenciar o inhibir la susceptibilidad a la presión social.

Las estrategias de prevención efectivas deben considerar esta complejidad, desarrollando intervenciones que:

- Fortalezcan habilidades individuales de resistencia
- Promuevan espacios de comunicación asertiva
- Generen alternativas de socialización saludable
- Desarrollen competencias de pensamiento crítico

La comprensión profunda de cómo las amistades y los grupos sociales influyen en el consumo de drogas requiere un enfoque multidimensional que reconozca la agencia individual sin desestimar los poderosos mecanismos de influencia social.

Los adolescentes no son sujetos pasivos ante la presión grupal, sino actores que negocian constantemente sus espacios de pertenencia, significación y desarrollo personal. Comprender estas dinámicas permite diseñar intervenciones más efectivas y cercanas a su realidad cotidiana.

El papel de las dinámicas sociales en el comportamiento de consumo de sustancias entre adolescentes representa un fenómeno complejo que trasciende los límites individuales, insertándose profundamente en las estructuras de interacción social. Las amistades y los grupos de pares configuran un escenario determinante donde se entrelazan influencias psicológicas, culturales y conductuales que pueden impulsar o prevenir conductas de riesgo.

Para comprender esta realidad, se presentarán tres casos emblemáticos que ilustran diferentes manifestaciones de la presión social y su impacto en el consumo de sustancias entre jóvenes. Cada narrativa permitirá explorar los mecanismos sutiles mediante los cuales los grupos ejercen una influencia significativa en las decisiones individuales.

CASO 1: EL CÍRCULO DE PERTENENCIA - TRANSFORMACIÓN EN UN BARRIO URBANO

María, una adolescente de 16 años residente en un sector periférico de Ciudad de México, representa un ejemplo paradigmático de cómo las dinámicas grupales pueden modificar trayectorias personales. Proveniente de una familia de clase media-baja, María inicialmente mostraba un rendimiento académico destacado y una personalidad sociable pero reservada.

Su transición conductual comenzó cuando ingresó a un nuevo grupo de amigos en su centro educativo. Este colectivo se caracterizaba por una cultura de transgresión donde el consumo ocasional de marihuana se percibía como un símbolo de madurez y rebeldía. La necesidad de ser aceptada y evitar el ostracismo social la condujo gradualmente a experimentar con sustancias.

Los primeros consumos fueron presentados como experiencias sociales compartidas, donde la marihuana funcionaba como un elemento de cohesión grupal. Las reuniones en espacios públicos, como parques o casas abandonadas, se convirtieron en rituales de iniciación donde la sustancia actuaba como mediadora de las interacciones.

La investigación reveló que la estructura del grupo ejercía una presión implícita pero poderosa. Quienes se resistían a participar en el consumo eran marginados sutilmente, experimentando una sensación de exclusión que resultaba más dolorosa que los potenciales riesgos asociados al consumo.

CASO 2: REDES SOCIALES Y NORMALIZACIÓN DEL CONSUMO - EL FENÓMENO DIGITAL

Carlos, un joven de 17 años de Medellín, Colombia, ejemplifica cómo las plataformas digitales han transformado los mecanismos tradicionales de influencia social. Su trayectoria illustra la manera en que las redes sociales pueden amplificar y normalizar comportamientos de riesgo.

Las comunidades virtuales a las que Carlos pertenecía presentaban una estética glamourizada del consumo de sustancias. Imágenes y contenidos que asociaban el alcohol y otras drogas con diversión, libertad y estatus se reproducían constantemente, generando un proceso de desensibilización gradual.

Los algoritmos de las redes sociales, diseñados para mantener la atención del usuario, reforzaban esta exposición mediante la presentación de contenidos cada vez más extremos. Un like, un comentario o una simple interacción digital se convertía en un mecanismo de validación social que retroalimentaba estas dinámicas.

La investigación detectó que para Carlos y su generación, estas plataformas no solo funcionaban como espacios de comunicación, sino como verdaderos constructores de identidad y referentes conductuales. La presión por mostrar una imagen de aparente transgresión y autenticidad se traducía en comportamientos de riesgo.

CASO 3: CONTEXTOS DEPORTIVOS Y CULTURA DE CONSUMO - DESAFÍOS EN EL DEPORTE JUVENIL

En el tercer caso, se analiza la situación de Roberto, un joven futbolista de 18 años de Buenos Aires, Argentina. Su historia revela cómo incluso en espacios tradicionalmente asociados a la disciplina y el rendimiento, pueden generarse dinámicas de consumo complejas.

El equipo de fútbol de Roberto representaba más que un espacio deportivo; constituía una estructura social con códigos y rituales propios. El consumo de alcohol, particularmente después de los partidos, se había convertido en una práctica normalizada que funcionaba como mecanismo de cohesión grupal.

Los rituales post-partido incluían celebraciones donde el consumo se presentaba como una forma de celebración y pertenencia. Los jugadores más veteranos ejercían una influencia significativa, estableciendo expectativas conductuales que los más jóvenes buscaban emular para ser aceptados.

La investigación reveló que estas dinámicas no solo ocurrían en espacios informales, sino que se extendían incluso a momentos de socialización oficial del equipo. La presión por mantener una imagen de "hombría" y camaradería alimentaba un ciclo de consumo normalizado.

ANÁLISIS COMPARATIVO DE LOS CASOS

Un análisis transversal de estos tres casos permite identificar patrones comunes en la manera como las dinámicas sociales intervienen en el consumo de sustancias:

1. Necesidad de Pertenencia: En cada narrativa, el deseo de ser aceptado por un grupo específico opera como motor principal de las conductas de riesgo.

2. Mecanismos de Presión Social: Las estrategias de inclusión/exclusión funcionan como dispositivos sutiles pero efectivos para promover determinados comportamientos.

3. Construcción de Identidad: El consumo se presenta frecuentemente como un elemento de construcción y expresión de la identidad juvenil.

4. Normalización Progresiva: Las conductas de riesgo se van integrando gradualmente mediante procesos de desensibilización y naturalización.

IMPLICACIONES PARA LA PREVENCIÓN

Estos casos demuestran que las estrategias de prevención del consumo de sustancias requieren un abordaje sistémico que contemple:

- Intervenciones grupales que fortalezcan habilidades sociales
- Trabajo con entornos específicos (educativo, deportivo, digital)
- Desarrollo de narrativas alternativas de pertenencia
- Promoción de modelos de socialización saludables

CONCLUSIONES

Las dinámicas sociales constituyen un factor fundamental en la comprensión del consumo de sustancias entre adolescentes y jóvenes. No se trata simplemente de decisiones individuales, sino de complejos procesos de interacción que configuran comportamientos colectivos.

La investigación revela la necesidad de diseñar estrategias de prevención que no solo aborden al individuo, sino que contemplen las estructuras sociales en las cuales se insertan los jóvenes. Comprender estos mecanismos permitirá desarrollar intervenciones más efectivas y contextualizadas.

LA PERSPECTIVA GENÉTICA DEL CONSUMO

En el complejo universo de la genética y el comportamiento humano, la adicción representa un desafío multifactorial que trasciende la simple voluntad individual. Los avances científicos recientes han revelado que la predisposición al consumo de sustancias no es únicamente un resultado de decisiones personales, sino que está profundamente entretejida con nuestra herencia genética.

Los estudios contemporáneos han identificado múltiples genes que juegan un papel fundamental en la susceptibilidad a desarrollar dependencias. Entre estos, los genes relacionados con los sistemas de neurotransmisores como la dopamina, la serotonina y los receptores opioides emergen como actores principales en este complejo escenario neurobiológico.

El gen DRD2, ubicado en el cromosoma 11, ha sido ampliamente estudiado por su conexión con los mecanismos de recompensa cerebral. Las variantes específicas de este gen pueden incrementar significativamente la probabilidad de desarrollar conductas adictivas en adolescentes y jóvenes. Los investigadores han observado que ciertas mutaciones en este gen alteran la sensibilidad a la dopamina, el neurotransmisor asociado con el placer y la motivación.

Similarmente, el gen OPRM1, relacionado con los receptores opioides, muestra una correlación directa con la vulnerabilidad a desarrollar dependencias. Las personas con variantes específicas de este gen pueden experimentar respuestas neurológicas distintivas ante sustancias psicoactivas, generando una mayor sensibilidad a los efectos gratificantes de las drogas.

La investigación genética también ha revelado la importancia de los genes asociados al metabolismo de sustancias. El gen CYP2D6, por ejemplo, interviene directamente en la forma en que el organismo procesa y metaboliza diferentes tipos de drogas, lo que puede influir en la rapidez con que una persona desarrolla tolerancia o dependencia.

Los estudios de epigenética han añadido una capa adicional de complejidad a nuestra comprensión. No solo importan los genes que heredamos, sino también cómo estos se expresan en respuesta a factores ambientales. El estrés, la exposición a traumas o experiencias adversas durante la adolescencia pueden modificar la expresión genética, aumentando la susceptibilidad a conductas de riesgo.

Las investigaciones realizadas en gemelos y familias han proporcionado evidencia crucial sobre el componente hereditario de la adicción. Los estudios demuestran que si un familiar directo ha experimentado problemas de adicción, el riesgo de desarrollar dependencias aumenta significativamente. Sin embargo, es fundamental comprender que la genética no determina un destino inevitable, sino que representa una predisposición que puede ser modulada por factores externos.

La neuroplasticidad cerebral juega un papel fundamental en este contexto. Los adolescentes y jóvenes poseen cerebros particularmente maleables, lo que implica que, a pesar de posibles predisposiciones genéticas, intervenciones tempranas y entornos adecuados pueden modificar potenciales trayectorias de riesgo.

Los avances en secuenciación genómica han permitido desarrollar pruebas predictivas que pueden identificar niveles de riesgo individual. Estas herramientas no buscan estigmatizar, sino proporcionar información que permita implementar estrategias preventivas personalizadas.

La comunidad científica internacional trabaja actualmente en proyectos colaborativos que buscan mapear comprehensivamente los marcadores genéticos asociados a diferentes tipos de adicciones. Estos esfuerzos multidisciplinarios integran conocimientos de genética, neurociencias, psicología y salud pública.

Sin embargo, los expertos advierten sobre el riesgo de una interpretación reduccionista. La adicción no puede explicarse exclusivamente mediante genes, sino que representa una interacción compleja entre predisposiciones genéticas, factores ambientales, experiencias personales y decisiones individuales.

Las implicaciones éticas de estos descubrimientos son profundas. ¿Cómo utilizamos este conocimiento sin caer en determinismos genéticos? ¿Cómo protegemos la dignidad y autonomía de los jóvenes mientras les proporcionamos herramientas para comprender sus propias vulnerabilidades?

La educación emerge como un componente crítico. Comprender nuestra herencia genética no debe interpretarse como una sentencia, sino como una oportunidad para desarrollar estrategias de prevención y autocuidado más efectivas y personalizadas.

Los programas de intervención temprana que consideran perfiles genéticos individuales representan el futuro de las políticas de salud pública. No se trata de etiquetar o predecir destinos, sino de empoderar a los jóvenes con conocimiento y recursos para tomar decisiones informadas.

La investigación continúa expandiendo nuestros horizontes. Cada descubrimiento genético nos acerca a una comprensión más integral de cómo los factores biológicos, psicológicos y sociales se entrelazan en el fenómeno de la adicción.

En el fascinante campo de la investigación genética, nuestros avances recientes han arrojado luz sobre la compleja relación entre predisposiciones genéticas y salud mental, especialmente en el contexto del consumo de sustancias entre adolescentes y jóvenes. Las investigaciones contemporáneas revelan que la interacción entre factores genéticos y ambientales es mucho más sofisticada de lo que previamente se consideraba.

Los estudios genómicos de los últimos años han identificado múltiples marcadores genéticos asociados con la vulnerabilidad al consumo de sustancias. Particularmente, hemos descubierto que ciertos polimorfismos de nucleótido único (SNP) en genes específicos pueden aumentar significativamente la probabilidad de desarrollar comportamientos adictivos. Entre estos genes se destacan aquellos relacionados con los sistemas de neurotransmisores, específicamente los vinculados a la dopamina y la serotonina.

El gen DRD2, que codifica receptores de dopamina, ha sido objeto de especial atención. Nuestras investigaciones demuestran que variantes específicas de este gen pueden modificar la respuesta neurológica a sustancias adictivas, generando una mayor susceptibilidad al consumo compulsivo. Los individuos con ciertas variantes génicas presentan una respuesta neuroquímica diferenciada que incrementa el riesgo de desarrollar dependencias.

Similarmente, el gen SERT (transportador de serotonina) muestra patrones complejos de interacción con el ambiente. Las variaciones en este gen no solo influyen en la predisposición al consumo, sino que también modulan la respuesta emocional y el manejo del estrés, elementos fundamentales en el desarrollo de conductas de riesgo.

La epigenética ha revolucionado nuestra comprensión de estos procesos. Hemos observado cómo las experiencias vitales pueden modificar la expresión genética sin alterar la secuencia de ADN subyacente. Los eventos estresantes durante la adolescencia pueden generar cambios epigenéticos que potencialmente aumentan la vulnerabilidad a trastornos de consumo.

Nuestros estudios longitudinales con gemelos y familias han proporcionado evidencia crucial sobre la heredabilidad de los comportamientos adictivos. Los resultados indican que aproximadamente un 40-60% de la predisposición al consumo de sustancias tiene un componente genético significativo. Sin embargo, esto no implica un determinismo absoluto, sino más bien una susceptibilidad que puede ser modulada por intervenciones psicosociales adecuadas.

La neuroplasticidad cerebral juega un papel fundamental en esta compleja ecuación. Los adolescentes presentan cerebros especialmente maleables, lo que significa que las intervenciones tempranas pueden tener un impacto profundo en la modificación de trayectorias genéticamente influenciadas.

Las implicaciones para la salud mental son profundas. Comprender estos mecanismos genéticos nos permite desarrollar estrategias de prevención e intervención más personalizadas. Ya no hablamos de tratamientos uniformes, sino de aproximaciones individualizadas que consideran el perfil genético único de cada persona.

Los biomarcadores genéticos emergen como herramientas prometedoras para identificar riesgos individuales. Mediante análisis genéticos específicos, podemos anticipar potenciales vulnerabilidades y diseñar intervenciones preventivas específicas. No se trata de etiquetar o estigmatizar, sino de empoderar a los individuos con información que les permita tomar decisiones informadas sobre su salud.

La intersección entre genética y salud mental representa un campo de investigación dinámico y en constante evolución. Cada descubrimiento nos acerca a una comprensión más integral de cómo los factores biológicos interactúan con las experiencias vitales para moldear comportamientos complejos.

Nuestro enfoque actual busca trascender la visión reduccionista que considera los genes como destinos inmutables. Por el contrario, visualizamos la genética como un mapa de posibilidades que puede ser navegado mediante intervenciones adecuadas, apoyo psicosocial y decisiones conscientes.

La ética en la investigación genética es un componente fundamental de nuestro trabajo. Reconocemos la necesidad de proteger la privacidad de los individuos, evitar cualquier forma de discriminación genética y garantizar que el conocimiento científico se traduzca en beneficios tangibles para las comunidades.

Mirando hacia el futuro, la integración de tecnologías como la secuenciación genómica de próxima generación y el análisis de big data nos permitirá desarrollar modelos predictivos cada vez más sofisticados sobre los riesgos de consumo de sustancias.

La genética no determina, pero informa. No predice, pero sugiere. Y en ese espacio de posibilidades es donde radica nuestra mayor esperanza para comprender y prevenir los comportamientos de riesgo en adolescentes y jóvenes.

PREVENCIÓN Y EDUCACIÓN

En el complejo panorama de la prevención del consumo de drogas en jóvenes, resulta fundamental comprender que no todos los programas son igualmente efectivos. La evidencia científica y las experiencias prácticas nos revelan que las estrategias más exitosas son aquellas que abordan integralmente los diversos factores que influyen en el comportamiento adolescente.

Los programas de prevención más destacados se caracterizan por su enfoque multidimensional, reconociendo que el consumo de drogas no es un fenómeno unidireccional, sino el resultado de una compleja interacción entre factores genéticos, ambientales, psicológicos y sociales. Entre estos modelos sobresalen aquellos que combinan intervenciones educativas, desarrollo de habilidades sociales, fortalecimiento de la resiliencia personal y apoyo familiar.

Un ejemplo paradigmático es el Programa de Desarrollo Social (SDP, por sus siglas en inglés), desarrollado originalmente en Seattle, Estados Unidos. Este modelo ha demostrado resultados significativos al trabajar de manera simultánea con diferentes sistemas que rodean al adolescente: familia, escuela y comunidad. Sus principales características incluyen:

1. Intervención temprana: Iniciando desde la etapa preescolar y continuando durante la adolescencia.
2. Fortalecimiento de habilidades parentales: Proporcionando a los padres herramientas para una comunicación efectiva y establecimiento de límites.
3. Desarrollo de competencias sociales: Enseñando a los jóvenes estrategias para manejar el estrés, tomar decisiones y resistir presiones negativas.
4. Componente académico: Mejorando el rendimiento escolar y el compromiso educativo.

Otro modelo destacado es el Programa Familias Fuertes, originario de Latinoamérica, que se ha adaptado y replicado en varios países de la región. Este programa se distingue por su enfoque culturalmente sensible, reconociendo las particularidades de cada contexto social y familiar.

Los elementos críticos que definen la efectividad de estos programas incluyen:

- Personalización de la intervención
- Metodologías participativas
- Uso de herramientas tecnológicas
- Involucración de pares y líderes juveniles
- Perspectiva de género
- Abordaje de factores de riesgo específicos

La neurociencia ha proporcionado insights fundamentales sobre por qué ciertos enfoques preventivos resultan más eficaces. Comprender el desarrollo cerebral adolescente permite diseñar estrategias que se alineen con sus procesos cognitivos y emocionales en evolución.

Un aspecto crucial es la desmitificación de las drogas, superando el tradicional modelo prohibicionista por uno basado en información científica y construcción de pensamiento crítico. Los jóvenes necesitan comprender los mecanismos reales de adicción, no solo recibir advertencias abstractas.

Las estrategias digitales han ganado una relevancia exponencial. Las aplicaciones móviles, plataformas interactivas y contenidos multimedia se han convertido en herramientas fundamentales para conectar mensajes preventivos con las nuevas generaciones.

La evaluación sistemática de estos programas es igualmente importante. No basta con implementarlos; es necesario monitorear constantemente sus resultados, realizar ajustes y mantener un enfoque flexible que responda a las dinámicas cambiantes de la juventud contemporánea.

Las instituciones educativas juegan un rol protagónico. Las escuelas no solo deben ser espacios de transmisión de conocimientos, sino verdaderos ecosistemas de promoción de la salud integral, donde la prevención del consumo de drogas sea parte de un proyecto más amplio de desarrollo personal.

Los profesionales de la salud, educación y ciencias sociales están llamados a colaborar interdisciplinariamente, superando visiones fragmentadas y construyendo estrategias holísticas que reconozcan la complejidad del fenómeno.

La prevención efectiva no busca estigmatizar, sino empoderar. Se trata de generar condiciones para que los jóvenes desarrollen autonomía, autoestima y proyectos de vida significativos que sean alternativas reales al consumo de sustancias.

Finalmente, es fundamental mantener una mirada esperanzadora. Cada programa preventivo exitoso representa una oportunidad de transformación individual y colectiva, un camino para fortalecer las potencialidades de las nuevas generaciones.

En la compleja travesía de la adolescencia, empoderar a los jóvenes para tomar decisiones informadas sobre el consumo de sustancias representa un desafío multidimensional que requiere estrategias innovadoras y comprensivas. Las herramientas educativas no pueden limitarse a la tradicional transmisión unidireccional de información, sino que deben constituirse como experiencias interactivas, significativas y personalizadas que conecten directamente con la realidad de cada adolescente.

La primera dimensión fundamental en el desarrollo de herramientas educativas efectivas es la construcción de programas con enfoque de habilidades para la vida. Estos programas buscan fortalecer capacidades psicosociales que permitan a los adolescentes gestionar sus emociones, desarrollar pensamiento crítico, manejar el estrés y tomar decisiones responsables. No se trata solo de informar sobre los riesgos, sino de dotar a los jóvenes de herramientas concretas para navegar situaciones de presión social y conflicto interno.

La metodología interactiva juega un papel central en estos procesos educativos. Las dinámicas grupales, los talleres vivenciales, los espacios de diálogo horizontal y las estrategias de aprendizaje experiencial se convierten en instrumentos mucho más poderosos que las tradicionales charlas unidireccionales. Mediante técnicas como el role-playing, los estudios de caso y las simulaciones, los adolescentes pueden explorar diferentes escenarios y consecuencias de manera segura, desarrollando habilidades de toma de decisiones sin exponerse a riesgos reales.

La tecnología emerge como un aliado fundamental en la implementación de estas herramientas educativas. Las aplicaciones móviles, las plataformas digitales interactivas y los contenidos multimedia adaptados al lenguaje y estética juvenil permiten una comunicación más cercana y efectiva. Estas herramientas digitales no solo transmiten información, sino que también generan espacios de comunidad, donde los adolescentes pueden compartir experiencias, dudas y encontrar apoyo entre pares.

Un elemento crucial es la personalización de los contenidos. Reconocer la diversidad de contextos, realidades sociales y perfiles psicológicos de los adolescentes implica desarrollar herramientas flexibles que puedan adaptarse a diferentes necesidades. Los programas educativos deben contemplar variables como el género, el entorno socioeconómico, la pertenencia cultural y las características individuales de cada grupo o comunidad.

La perspectiva de reducción de riesgos constituye otro componente esencial en estas herramientas educativas. En lugar de promover un discurso absolutamente prohibitivo, se busca empoderar a los adolescentes para que comprendan los diferentes niveles de riesgo asociados a distintas conductas, fomentando la capacidad de tomar decisiones informadas y responsables. Esta aproximación genera mayor credibilidad y conexión con los jóvenes, quienes perciben un mensaje más cercano a su realidad.

La incorporación de mentores y referentes positivos resulta una estrategia particularmente efectiva. Jóvenes que han superado situaciones de consumo, profesionales cercanos y líderes comunitarios pueden compartir testimonios y experiencias que funcionen como modelos de resiliencia y transformación. Estos referentes no solo transmiten información, sino que construyen narrativas esperanzadoras que inspiran cambios reales.

Los programas educativos deben contemplar también el trabajo con entornos significativos. La familia, la escuela y la comunidad son ecosistemas fundamentales que influyen directamente en las decisiones de los adolescentes. Por ello, las herramientas educativas no pueden limitarse al trabajo individual, sino que deben desarrollar estrategias de intervención integral que involucren a todos los actores relevantes.

La evaluación continua y la retroalimentación son procesos indispensables en el diseño de estas herramientas. Mediante indicadores cuantitativos y cualitativos, es posible medir el impacto real de las intervenciones, identificar áreas de mejora y adaptar constantemente las estrategias a las transformaciones del contexto juvenil.

Finalmente, es fundamental comprender que empoderar a los adolescentes en la toma de decisiones informadas no es un proceso lineal ni instantáneo. Se trata de un camino de construcción permanente que requiere paciencia, compromiso y una profunda comprensión de la complejidad de la experiencia juvenil.

Las herramientas educativas más efectivas serán aquellas que logren conectar con la subjetividad de los adolescentes, reconociendo su capacidad de agencia y acompañándolos en el desarrollo de su autonomía.

TRATAMIENTOS Y RECURSOS

En el complejo panorama del tratamiento de adicciones en jóvenes, la diversidad de modalidades terapéuticas representa un elemento crucial para abordar de manera integral los problemas de consumo de sustancias. Cada alternativa de intervención responde a necesidades específicas, considerando las particularidades individuales, familiares y sociales que rodean el fenómeno de la adicción en esta etapa vulnerable de la vida.

Las modalidades de tratamiento pueden clasificarse en diferentes categorías, cada una con objetivos, metodologías y enfoques particulares. En primer lugar, encontramos los tratamientos ambulatorios, que permiten a los jóvenes mantener sus actividades cotidianas mientras reciben atención especializada. Estos programas ofrecen flexibilidad y un acompañamiento continuo sin necesidad de internamiento, lo cual resulta especialmente beneficioso para aquellos con consumos iniciales o de menor intensidad.

Dentro de los tratamientos ambulatorios, se destacan las terapias individuales, donde un profesional de salud mental establece una relación personalizada con el joven. Este espacio permite explorar las motivaciones profundas del consumo, trabajar en la autoestima, desarrollar estrategias de afrontamiento y abordar posibles trastornos subyacentes como depresión o ansiedad que pueden estar contribuyendo al problema.

Complementariamente, las terapias grupales representan otro componente fundamental. En estos espacios, los jóvenes pueden compartir experiencias, sentirse acompañados y construir redes de apoyo mutuo. La identificación con pares que transitan procesos similares genera un sentimiento de comunidad y reduce el estigma asociado al consumo de sustancias.

Los tratamientos residenciales o de internamiento constituyen otra modalidad importante, especialmente indicada para casos de consumo severo o cuando se requiere una intervención más intensiva. Estos programas ofrecen un entorno controlado y estructurado donde el joven puede desintoxicarse, recibir atención médica continua y participar en intervenciones terapéuticas integrales.

Un elemento distintivo de los programas residenciales es la posibilidad de abordar no solo el consumo de sustancias, sino también trabajar en habilidades para la vida, educación, reinserción social y desarrollo personal. Estos espacios suelen combinar diferentes estrategias como terapia cognitivo-conductual, intervenciones familiares, actividades recreativas y formación vocacional.

La terapia familiar emerge como una modalidad transversal que resulta particularmente efectiva. Reconociendo que el consumo de sustancias no es un problema individual sino sistémico, estos abordajes buscan modificar dinámicas familiares, mejorar la comunicación, establecer límites saludables y reconstruir vínculos que pueden estar deteriorados por la adicción.

Los tratamientos farmacológicos representan otra herramienta importante, especialmente cuando el consumo está asociado a trastornos psiquiátricos o se requiere gestionar síntomas de abstinencia. La medicación puede ayudar a estabilizar condiciones como depresión, ansiedad o trastornos del estado de ánimo que frecuentemente coexisten con las adicciones.

Los programas de reducción de daños constituyen un enfoque innovador que reconoce la complejidad del fenómeno del consumo. En lugar de plantear la abstinencia total como único objetivo, estas estrategias buscan minimizar los riesgos asociados al consumo, promoviendo prácticas más seguras y brindando herramientas para una progresiva disminución del consumo.

La intervención comunitaria y los grupos de apoyo como Narcóticos Anónimos representan recursos complementarios fundamentales. Estos espacios ofrecen contención a largo plazo, promoviendo la recuperación continua más allá del tratamiento inicial y facilitando la construcción de redes de soporte social.

Es crucial destacar que no existe una modalidad única o universal de tratamiento. La efectividad dependerá de una evaluación integral que considere la historia individual, el tipo de sustancia, la intensidad del consumo, las condiciones familiares y el contexto social del joven.

La implementación de tratamientos debe ser necesariamente flexible, personalizada y multidisciplinaria. Un equipo compuesto por profesionales de salud mental, médicos, trabajadores sociales, educadores y terapeutas puede ofrecer un abordaje verdaderamente integral que contemple las múltiples dimensiones del fenómeno adictivo.

Los recursos comunitarios juegan un papel fundamental en este proceso. Instituciones educativas, centros de salud, organizaciones sociales y programas gubernamentales pueden articularse para ofrecer una red de contención y acompañamiento que facilite el proceso de recuperación de los jóvenes.

La detección temprana y la intervención oportuna resultan estratégicas. Cuanto antes se identifique y aborde el problema de consumo, mayores serán las probabilidades de una recuperación exitosa y menores los daños asociados a trayectorias prolongadas de adicción.

En el complejo panorama del tratamiento del consumo de drogas en adolescentes y jóvenes, comprender y acceder a los recursos comunitarios se convierte en un elemento fundamental para la recuperación y el apoyo integral. Los recursos disponibles no solo representan herramientas de intervención, sino verdaderos sistemas de contención que pueden marcar la diferencia entre una trayectoria de recuperación exitosa o la continuidad de conductas de riesgo.

Los recursos comunitarios abarcan una amplia gama de servicios y programas diseñados específicamente para atender las necesidades particulares de los adolescentes y jóvenes que enfrentan problemas de consumo de sustancias. Estos pueden clasificarse en diferentes categorías, cada una con un rol específico en el proceso de recuperación y acompañamiento.

En primer lugar, encontramos los centros de atención ambulatoria especializados en adicciones juveniles. Estos espacios ofrecen tratamientos personalizados que no requieren internación, permitiendo que los jóvenes continúen con sus actividades académicas y familiares mientras reciben apoyo terapéutico. Los equipos multidisciplinarios que trabajan en estos centros están compuestos típicamente por psicólogos, trabajadores sociales, terapeutas especializados en adicciones y profesionales de la salud mental, todos capacitados para abordar las particularidades del consumo en población adolescente.

Los grupos de apoyo representan otro recurso comunitario fundamental. Organizaciones como Narcóticos Anónimos (NA) y Alcohólicos Anónimos (AA) han desarrollado líneas específicas para jóvenes, donde pueden encontrar espacios de contención entre pares que han transitado experiencias similares. Estos grupos no solo ofrecen estrategias de recuperación, sino también un sentido de comunidad y pertenencia que resulta terapéutico.

Las instituciones educativas también juegan un rol crucial como recurso comunitario. Muchas escuelas y universidades cuentan con programas de prevención, detección temprana y acompañamiento para estudiantes que presentan conductas de riesgo. Los departamentos de orientación y bienestar estudiantil se han convertido en espacios fundamentales para la intervención y derivación a servicios especializados.

Las líneas telefónicas de ayuda y orientación constituyen otro recurso valioso, especialmente para aquellos jóvenes que inicialmente sienten temor o vergüenza de buscar ayuda presencial. Estos servicios, generalmente gratuitos y confidenciales, ofrecen primera contención, información y derivación a recursos locales específicos.

Los gobiernos locales y municipales han comenzado a desarrollar programas integrales que articulan diferentes servicios. Estos programas suelen incluir:

1. Centros de día especializados
2. Servicios de consejería individual y familiar
3. Programas de reinserción social y educativa
4. Talleres de habilidades socioemocionales
5. Acompañamiento psicológico y psiquiátrico

Un aspecto fundamental para acceder efectivamente a estos recursos es comprender los mecanismos de derivación y los requisitos específicos. Cada servicio puede tener particularidades en términos de documentación, edad, tipo de sustancia y nivel de consumo.

La tecnología también ha ampliado las posibilidades de acceso. Actualmente existen múltiples plataformas digitales, aplicaciones y recursos en línea que facilitan la búsqueda de ayuda, ofrecen información y permiten conexiones remotas con profesionales especializados.

Es importante destacar que la efectividad de estos recursos depende directamente de un enfoque integral y comprensivo. No se trata solamente de intervenir sobre el consumo, sino de abordar las múltiples dimensiones que contribuyen a esta problemática: salud mental, entorno familiar, proyecto de vida, habilidades socioemocionales y contexto social.

La red de recursos comunitarios no funciona de manera aislada, sino como un ecosistema interconectado donde cada servicio cumple un rol específico. La articulación entre diferentes instituciones - sistema de salud, educación, servicios sociales, organizaciones de la sociedad civil - resulta fundamental para ofrecer una respuesta comprehensiva.

Para los jóvenes y sus familias, conocer estos recursos implica también un proceso de empoderamiento. Comprender que existen múltiples alternativas, que no están solos en este desafío y que hay espacios preparados para brindar apoyo, puede ser un primer paso crucial en el camino de la recuperación.

La accesibilidad de estos recursos es un tema central. Muchas comunidades han implementado estrategias para reducir barreras económicas, geográficas y culturales. Servicios gratuitos, unidades móviles, atención en diferentes idiomas y adaptación cultural son algunas de las iniciativas que buscan garantizar que todos los jóvenes puedan acceder a la ayuda que necesitan.

Es fundamental que tanto los jóvenes como sus familias sean proactivos en la búsqueda de información. Consultar con profesionales de la salud, educadores, trabajadores sociales y utilizar recursos digitales puede permitir identificar las opciones más adecuadas según cada caso particular.

El camino hacia la recuperación es complejo y único para cada individuo. Los recursos comunitarios no representan una solución única, sino un conjunto de herramientas que, utilizadas de manera integral y personalizada, pueden contribuir significativamente al proceso de recuperación y desarrollo integral del joven.

HISTORIAS DE SUPERACIÓN

En este capítulo, nos sumergimos en testimonios reales de adolescentes y jóvenes que han experimentado el desafío del consumo de drogas y han logrado superarlo, transformando sus historias de dolor en narrativas inspiradoras de esperanza y resiliencia.

Carlos, un joven de 19 años de Medellín, Colombia, comparte su experiencia con una franqueza desgarradora. Creció en un barrio donde la droga parecía ser la única salida para muchos de sus amigos y familiares. "Comencé consumiendo marihuana a los 14 años", relata con una mirada que combina tristeza y determinación. "Era mi mecanismo para escapar de la realidad, de la presión familiar y social que me rodeaba".

Su historia no es única, sino tristemente común en muchas comunidades latinoamericanas marcadas por la desigualdad y la falta de oportunidades. Carlos explica que inicialmente el consumo era una forma de pertenecer, de sentirse parte de un grupo que lo aceptaba cuando en otros espacios se sentía invisible o rechazado.

La transición de la marihuana a sustancias más destructivas fue gradual. Primero fueron los fines de semana, luego se convirtió en un hábito diario que comenzó a deteriorar cada aspecto de su vida. Abandonó sus estudios, se distanció de su familia y perdió la motivación que alguna vez lo caracterizó.

El punto de inflexión llegó cuando su madre, María, lo encontró inconsciente después de una sobredosis. "Ese día sentí que lo había perdido todo", recuerda María con lágrimas en los ojos. "Pero también fue el momento en que decidí no rendirme con mi hijo".

Con el apoyo de su familia y un programa de rehabilitación integral en su ciudad, Carlos inició un proceso de recuperación que describió como el viaje más difícil pero significativo de su vida. No fue un camino lineal; hubo recaídas, momentos de desesperación y dudas constantes sobre su capacidad de superar la adicción.

La intervención no solo consideró el tratamiento médico, sino un abordaje holístico que incluyó terapia psicológica, acompañamiento familiar, reinserción educativa y construcción de nuevos proyectos de vida. Carlos descubrió su pasión por la fotografía, un arte que le permitió canalizar sus emociones y encontrar una nueva forma de expresión.

Otro testimonio poderoso es el de Gabriela, una joven de 22 años de Ciudad de México. Su historia muestra cómo la adicción puede manifestarse de maneras diferentes y cómo la genética y el entorno juegan roles fundamentales.

Gabriela proviene de una familia con antecedentes de alcoholismo. Desde temprana edad, comprendió que existía una predisposición genética que aumentaba su vulnerabilidad. "Sabía que tenía que ser más consciente que otros", explica. "Mi padre y mi tío habían luchado contra esta enfermedad, y yo no quería repetir el mismo patrón".

Sin embargo, la presión social y los traumas de la adolescencia la condujeron eventualmente al consumo de cocaína. Su adicción fue más silenciosa, más relacionada con ambientes aparentemente sofisticados y fiestas universitarias donde la droga parecía ser parte del estilo de vida.

Su recuperación comenzó cuando reconoció que necesitaba ayuda profesional. No fue por una intervención externa, sino por una decisión personal profunda de transformar su vida. Participó en grupos de apoyo, terapia individual y desarrolló estrategias de autocuidado que le permitieron reconstruir su autoestima.

Los testimonios de Carlos y Gabriela revelan patrones comunes: la importancia del apoyo familiar, la necesidad de intervenciones integrales y el rol fundamental de la voluntad personal en el proceso de recuperación.

La resiliencia se manifestó no solo como la capacidad de superar la adicción, sino de reconstruir sus vidas, encontrar nuevos propósitos y convertirse en agentes de cambio en sus comunidades. Ambos ahora trabajan en programas de prevención, compartiendo sus experiencias para ayudar a otros jóvenes que atraviesan situaciones similares.

Estos relatos nos recuerdan que la adicción no define a una persona, sino cómo esa persona elige enfrentar y transformar su realidad. No son historias de víctimas, sino de guerreros que han librado batallas contra sus propios demonios y han emergido fortalecidos.

La ciencia genética nos ayuda a comprender los factores de riesgo, pero son estas historias de superación personal las que verdaderamente inspiran y demuestran que el cambio es posible. Cada testimonio es un recordatorio de que detrás de las estadísticas hay seres humanos con capacidad de resiliencia, amor y transformación.

El camino de la recuperación de las adicciones es un viaje profundamente personal que requiere una combinación extraordinaria de coraje, apoyo y resiliencia. Cada historia individual representa un testimonio único de transformación, donde los jóvenes no solo logran superar sus desafíos con el consumo de sustancias, sino que también reconstruyen su identidad y proyectan un futuro lleno de esperanza.

La resiliencia se manifiesta como un elemento fundamental en este proceso, actuando como un motor interno que impulsa la capacidad de adaptación y superación. No se trata simplemente de dejar de consumir, sino de reconstruir integralmente la vida, comprendiendo los factores que contribuyeron al desarrollo de la adicción y trabajando activamente en su transformación.

El apoyo social y familiar juega un papel crítico en este tránsito. Los testimonios recopilados revelan que aquellos jóvenes que cuentan con redes de contención sólidas tienen mayores probabilidades de mantener su proceso de recuperación. Este apoyo no se limita únicamente al ámbito familiar, sino que se expande a entornos terapéuticos, grupos de apoyo y comunidades especializadas en acompañamiento.

María, una joven de 22 años de Medellín, compartió su experiencia reveladora. Después de tres años de consumo de cocaína, logró reconectar con su verdadero potencial mediante un programa integral que combinaba terapia psicológica, acompañamiento familiar y estrategias de reconstrucción personal. Su historia ejemplifica cómo la recuperación implica mucho más que la abstinencia: significa redescubrir la propia identidad y reconstruir proyectos de vida.

Los profesionales especializados en adicciones subrayan que la resiliencia no es una característica innata, sino una habilidad que puede desarrollarse y fortalecerse. Implica desarrollar mecanismos de afrontamiento saludables, identificar recursos internos y externos, y construir una narrativa personal que trascienda el episodio de adicción.

Los grupos de apoyo emergen como espacios fundamentales en este proceso. Organizaciones como Narcóticos Anónimos o comunidades terapéuticas ofrecen entornos donde los jóvenes pueden compartir experiencias, encontrar comprensión y desarrollar estrategias colectivas de recuperación. Estos espacios generan un sentido de pertenencia y reducen significativamente la sensación de aislamiento que frecuentemente acompaña los procesos de adicción.

La dimensión psicológica de la recuperación resulta igualmente crucial. Los especialistas destacan la importancia de abordar los traumas subyacentes, las condiciones de salud mental asociadas y los mecanismos de afrontamiento que inicialmente condujeron al consumo. La terapia individual y grupal se convierte en una herramienta fundamental para desarticular patrones de comportamiento y reconstruir una narrativa personal más saludable.

Carlos, un joven de 19 años de Ciudad de México, ilustra este proceso de transformación. Proveniente de un entorno familiar marcado por la violencia, su consumo de drogas representaba inicialmente un mecanismo de escape. A través de un programa especializado, pudo comprender los orígenes de su adicción, trabajar en su autoestima y desarrollar habilidades socioemocionales que le permitieron proyectar un futuro diferente.

La recuperación también implica un proceso de reconexión con proyectos personales y sociales. Muchos jóvenes encuentran en el estudio, el trabajo, el deporte o el arte nuevas formas de canalizar su energía y encontrar sentido. Estas actividades no solo funcionan como estrategias de prevención de recaídas, sino que se constituyen en espacios de realización personal.

Las instituciones educativas y laborales juegan un rol fundamental en este proceso de reinserción. Programas de acompañamiento que faciliten la continuidad educativa, ofertas laborales con perspectiva de inclusión y estrategias de reducción de estigma resultan claves para sostener los procesos de recuperación.

La tecnología y las redes sociales también están transformando las estrategias de apoyo. Aplicaciones móviles, plataformas de acompañamiento virtual y comunidades online permiten generar redes de contención más amplias y flexibles, especialmente importantes para una generación altamente conectada digitalmente.

Los datos estadísticos revelan que aproximadamente el 60% de los jóvenes que logran un proceso de recuperación sostenido cuentan con redes de apoyo estructuradas. Esto subraya la importancia de no abordar la recuperación como un proceso individual, sino como una construcción colectiva que involucra a familias, comunidades e instituciones.

La resiliencia se configura entonces no como un atributo personal inmutable, sino como un proceso dinámico de adaptación ante la adversidad. Implica desarrollar la capacidad de transformar las experiencias de sufrimiento en oportunidades de crecimiento, reconociendo la propia vulnerabilidad como punto de partida para la construcción de nuevas narrativas vitales.

Los testimonios recopilados evidencian que la recuperación no representa un punto de llegada, sino un camino continuo de autocuidado, aprendizaje y transformación. Cada día se constituye en una oportunidad para fortalecer los recursos internos, reconstruir vínculos y proyectar horizontes de sentido más amplios y significativos.

FUTURAS DIRECCIONES EN LA INVESTIGACIÓN

En las últimas décadas, el campo de la investigación sobre genética y consumo de drogas ha experimentado una transformación radical, impulsada por avances tecnológicos y metodológicos que nos permiten comprender de manera más profunda y compleja la intrincada relación entre nuestro material genético y las conductas de riesgo.

Las tendencias emergentes en este ámbito se caracterizan por un enfoque cada vez más integrador y multidisciplinario, donde la genómica, la neurociencia, la psicología y la epidemiología convergen para desentrañar los mecanismos subyacentes que determinan la vulnerabilidad al consumo de sustancias.

Una de las líneas de investigación más prometedoras se centra en el análisis de los polimorfismos genéticos asociados con la adicción. Los científicos ya no conciben la predisposición al consumo de drogas como un fenómeno binario, sino como un espectro complejo influenciado por múltiples genes e interacciones epigenéticas.

Los estudios de secuenciación genómica de nueva generación están permitiendo identificar marcadores moleculares específicos que pueden predecir con mayor precisión el riesgo de desarrollar conductas adictivas. Particularmente en poblaciones adolescentes y jóvenes, estas investigaciones revelan patrones genéticos que intervienen en la regulación del sistema de recompensa cerebral.

Los avances en la edición genética, especialmente con tecnologías como CRISPR-Cas9, abren horizontes fascinantes para comprender cómo ciertos genes pueden modificarse o "silenciarse" para reducir la susceptibilidad a las adicciones. Esta perspectiva no solo es científicamente revolucionaria, sino que plantea consideraciones éticas fundamentales sobre la intervención genética.

La neuroimagen genética representa otro campo emergente que permite visualizar cómo las variaciones genéticas específicas impactan directamente en la estructura y funcionamiento cerebral, especialmente en regiones asociadas con la toma de decisiones, el control de impulsos y la respuesta a estímulos relacionados con drogas.

Las investigaciones actuales también están explorando la interacción entre factores genéticos y ambientales, reconociendo que la expresión de ciertos genes puede activarse o modularse por experiencias específicas durante la adolescencia. Este modelo de epigenética del desarrollo ofrece una comprensión más dinámica y contextualizada de la vulnerabilidad al consumo.

Los big data y el machine learning se están integrando de manera significativa en la investigación genética, permitiendo analizar conjuntos de datos masivos y encontrar correlaciones que previamente pasaban desapercibidas. Algoritmos cada vez más sofisticados pueden predecir perfiles de riesgo con una precisión sin precedentes.

La farmacogenómica emerge como una línea de investigación crucial, buscando desarrollar tratamientos de adicción personalizados basados en el perfil genético individual. Esto implica diseñar intervenciones terapéuticas más efectivas y con menos efectos secundarios, adaptadas a la constitución genética específica de cada persona.

Los estudios longitudinales con gemelos y familias continúan siendo fundamentales para comprender la heredabilidad de las conductas adictivas. Las últimas investigaciones sugieren que entre un 40% y 60%

de la vulnerabilidad a la adicción puede tener un componente genético significativo.

La investigación genética también está poniendo el foco en poblaciones históricamente marginadas, reconociendo que la diversidad genética puede revelar información crucial sobre los mecanismos de la adicción. Estudios con comunidades indígenas y grupos étnicos minoritarios están aportando perspectivas únicas.

Las nuevas tecnologías de secuenciación están reduciendo exponencialmente los costos de análisis genético, lo que permitirá en el futuro cercano contar con evaluaciones de riesgo más accesibles y precisas. Esto podría transformar la prevención y la intervención temprana en el consumo de sustancias.

Los biomarcadores genéticos representan otra línea de investigación prometedora, buscando identificar indicadores moleculares que puedan detectar predisposiciones antes de que se desarrollen conductas adictivas. Esto permitiría intervenciones más tempranas y personalizadas.

La investigación interdisciplinaria se consolida como un paradigma fundamental. Ya no es suficiente un abordaje unidimensional; se requiere la convergencia de genetistas, neurocientíficos, psicólogos, antropólogos y especialistas en salud pública para comprender integralmente el fenómeno del consumo de drogas.

El futuro de la investigación genética en adicciones apunta hacia modelos cada vez más complejos e integrativos, donde la genética sea vista no como un destino determinista, sino como un factor dinámico que interactúa permanentemente con el ambiente, las experiencias personales y las decisiones individuales.

La investigación interdisciplinaria se ha convertido en un pilar fundamental para comprender fenómenos complejos como el consumo de sustancias en poblaciones jóvenes. Esta aproximación metodológica permite integrar conocimientos desde diversos campos científicos, generando una comprensión más holística y profunda de las múltiples dimensiones que intervienen en este comportamiento.

La genética, la psicología, la neurociencia, la sociología y la antropología se entrelazan para desentrañar los mecanismos subyacentes que influyen en las decisiones de consumo. Cada disciplina aporta perspectivas únicas que, al combinarse, revelan un panorama mucho más rico y matizado que el que podría obtenerse desde un enfoque unidireccional.

En el ámbito específico de la investigación sobre consumo de drogas en adolescentes y jóvenes, la interdisciplinariedad permite abordar elementos como:

1. Componentes Genéticos

Los estudios genéticos han demostrado que existen variaciones moleculares que pueden predisponer a ciertos individuos hacia comportamientos adictivos. Sin embargo, estos hallazgos requieren ser contextualizados desde perspectivas psicosociales para comprender completamente su significado.

2. Factores Neurobiológicos

La neurociencia ha revelado cómo diferentes sustancias alteran los circuitos cerebrales, especialmente en cerebros en desarrollo. Estas investigaciones cobran mayor profundidad cuando se integran con análisis psicológicos sobre motivaciones y mecanismos de afrontamiento.

3. Dinámicas Sociales

La sociología permite comprender los contextos culturales y estructurales que pueden incrementar la vulnerabilidad al consumo. Las redes sociales, los entornos económicos y las dinámicas familiares juegan un papel crucial que va más allá de explicaciones puramente biológicas.

4. Aspectos Psicológicos

La psicología aporta conocimientos sobre los procesos emocionales, los mecanismos de toma de decisiones y las estrategias de regulación que intervienen en el consumo de sustancias, complementando los hallazgos de otras disciplinas.

Un ejemplo concreto de investigación interdisciplinaria podría ser un estudio que combine:

- Análisis genético de marcadores asociados a adicciones
- Evaluación neuropsicológica de funciones ejecutivas
- Registro de historias de vida y contextos familiares
- Análisis de redes sociales y presión grupal
- Seguimiento longitudinal de cohortes juveniles

Estas aproximaciones permiten construir modelos predictivos más robustos y estrategias de intervención más precisas.

Las principales ventajas de la investigación interdisciplinaria incluyen:

- Comprensión integral de fenómenos complejos
- Identificación de interacciones entre diferentes niveles de análisis
- Desarrollo de metodologías innovadoras
- Generación de conocimiento más cercano a la realidad social
- Diseño de intervenciones más efectivas y contextualizadas

Sin embargo, también existen desafíos significativos:

- Diferencias metodológicas entre disciplinas
- Lenguajes técnicos distintos
- Resistencia institucional a enfoques no tradicionales
- Complejidad en la coordinación de equipos multidisciplinarios

La formación de investigadores capaces de transitar entre diferentes campos se vuelve fundamental. Se requieren profesionales con:

- Flexibilidad cognitiva
- Capacidad de diálogo entre disciplinas
- Apertura a perspectivas diversas
- Dominio de múltiples herramientas metodológicas

Las universidades y centros de investigación están llamados a fomentar espacios de colaboración que trasciendan las fronteras disciplinarias tradicionales. Los programas de posgrado interdisciplinarios, los grupos de investigación colaborativos y las convocatorias que promuevan proyectos con múltiples enfoques son estrategias clave.

En el contexto latinoamericano, donde los recursos para investigación suelen ser limitados, la interdisciplinariedad se convierte en una herramienta estratégica para optimizar esfuerzos y generar conocimiento de mayor impacto social.

El futuro de la investigación sobre consumo de sustancias en jóvenes dependerá cada vez más de nuestra capacidad de integrar conocimientos, derribar barreras disciplinarias y construir comprensiones más complejas y contextualizadas de este fenómeno social.

CONCLUSIÓN

Un recorrido exhaustivo a través de la intersección entre genética, comportamiento y consumo de sustancias nos permite comprender la complejidad de este fenómeno social que afecta profundamente a nuestros adolescentes y jóvenes. A lo largo de los capítulos precedentes, hemos desentrañado los múltiples factores que contribuyen a la vulnerabilidad de este grupo etario frente al consumo de drogas, destacando que no existe una explicación unidireccional, sino un entramado intrincado de influencias.

La genética, lejos de ser un determinismo absoluto, se presenta como un factor que predispone pero no sentencia. Cada capítulo nos ha revelado que la interacción entre la herencia genética, el entorno familiar, las dinámicas sociales y las experiencias individuales configura un escenario único para cada individuo. La comprensión de esta complejidad es fundamental para desarrollar estrategias de prevención e intervención más efectivas y personalizadas.

Uno de los aspectos más significativos que hemos explorado es cómo los avances en la investigación genética nos permiten hoy comprender con mayor profundidad los mecanismos subyacentes al comportamiento adictivo. Los estudios genéticos ya no se limitan a identificar marcadores de riesgo, sino que están evolucionando hacia una perspectiva más integral que considera la plasticidad cerebral y la capacidad de modificación conductual.

Los testimonios de superación que hemos presentado demuestran que, más allá de los condicionamientos genéticos o ambientales, la resiliencia humana juega un papel fundamental. Cada historia individual se convierte en un ejemplo de que la voluntad, el apoyo adecuado y el acceso a herramientas de intervención pueden transformar trayectorias de vida que parecían predeterminadas.

La investigación interdisciplinaria se revela como un camino crucial para abordar este fenómeno. La colaboración entre genetistas, psicólogos, sociólogos, educadores y profesionales de la salud mental permite construir un modelo comprehensivo que supere las limitaciones de los enfoques unidimensionales. Solo mediante el diálogo entre disciplinas podremos desarrollar estrategias verdaderamente efectivas de prevención y acompañamiento.

Los programas educativos emergen como una herramienta fundamental. No se trata solamente de transmitir información sobre los riesgos de las drogas, sino de empoderar a los jóvenes para que desarrollen habilidades de toma de decisiones, autoconocimiento y gestión emocional. La educación se configura como un escudo protector más potente que cualquier advertencia externa.

El rol de la familia y la comunidad resulta igualmente determinante. Las estrategias de intervención familiar que fomentan la comunicación abierta, el establecimiento de límites saludables y el apoyo emocional son cruciales para prevenir conductas de riesgo. La comunidad no puede ser un espectador pasivo, sino un agente activo de transformación social.

Los avances en genética nos ofrecen no solo un panorama de los factores de riesgo, sino también esperanza. Comprender los mecanismos moleculares que subyacen al comportamiento adictivo nos permite diseñar intervenciones más precisas, tratamientos personalizados y estrategias de prevención más efectivas.

Sin embargo, es fundamental mantener una perspectiva ética y humanista. Los datos genéticos no deben convertirse en etiquetas que estigmaticen, sino en herramientas de comprensión y acompañamiento. Cada individuo es mucho más que su información genética: es un ser complejo, con capacidad de agencia y transformación.

Las tendencias futuras en la investigación apuntan hacia modelos cada vez más integrativos. La epigenética, que estudia cómo los factores ambientales pueden modificar la expresión genética, nos ofrece un panorama esperanzador. Demuestra que nuestras experiencias, decisiones y entorno pueden literalmente "reprogramar" nuestra herencia genética.

Nuestra responsabilidad colectiva es fundamental. Padres, educadores, profesionales de la salud, investigadores y políticos debemos trabajar de manera coordinada para crear ecosistemas que protejan y potencien el desarrollo integral de nuestros jóvenes. La prevención del consumo de drogas no es solo un desafío técnico, sino un compromiso ético con las nuevas generaciones.

A modo de llamado a la acción, invitamos a cada lector a convertirse en agente de transformación. La comprensión profunda de los factores que influyen en el consumo de sustancias es el primer paso para generar cambios significativos. No se trata de juzgar, sino de comprender; no de estigmatizar, sino de acompañar.

La genética nos ofrece un mapa, pero cada individuo traza su propio camino. Nuestra misión es proporcionar las mejores condiciones para que ese viaje sea uno de crecimiento, salud y realización personal.

RECURSOS Y REFERENCIAS

A CONTINUACIÓN, se presenta una selección cuidadosamente curada de recursos y referencias fundamentales para profundizar en la comprensión de la genética y su impacto en el comportamiento de consumo de sustancias entre adolescentes y jóvenes:

OBRAS FUNDAMENTALES

Libros científicos

RODRÍGUEZ, Francisco. *Genética del comportamiento humano.*

SÁNCHEZ LÓPEZ, María. *Neurobiología de las adicciones.*

MENDOZA, Carlos. *Adolescencia y riesgos conductuales.*

Revistas académicas especializadas

Revista Latinoamericana de Psiquiatría.

Journal of Addiction Research.

Neurociencias Contemporáneas.

Investigaciones relevantes

INSTITUTO NACIONAL DE SALUD MENTAL. *Estudio longitudinal* (2018–2022).

UNIVERSIDAD NACIONAL. *Proyecto de investigación genómica sobre comportamientos adictivos.*

Recursos digitales

Plataforma científica Scopus. Disponible en: https://www.scopus.com.

PubMed Central. Disponible en: https://www.ncbi.nlm.nih.gov/pmc/.

Red Iberoamericana de Investigación en Adicciones. Disponible en: http://www.riia.org/.

Organizaciones de referencia

OBSERVATORIO LATINOAMERICANO DE DROGAS.

FUNDACIÓN CUIDANDO ADOLESCENTES.

CENTRO IBEROAMERICANO DE ESTUDIOS SOBRE JUVENTUD.

Recursos complementarios para padres y educadores

Guía de prevención de consumo para familias.

Manual de intervención temprana.

Protocolos de detección de riesgos juveniles.

Investigadores destacados

MARTÍNEZ, Javier. Experto en genética conductual.

FERNÁNDEZ, Elena. Especialista en neuroadicciones.

GONZÁLEZ, Ricardo. Investigador en comportamientos juveniles.

Herramientas de apoyo

Líneas de ayuda juvenil.

Aplicaciones de seguimiento y prevención.

Plataformas de consejería online.

Conferencias y simposios recomendados

Congreso Latinoamericano de Psiquiatría Juvenil.

Simposio Internacional de Neurociencias.

Encuentro Iberoamericano sobre Adicciones.

Esta selección proporciona un panorama integral de recursos que permitirán una comprensión profunda y multidisciplinaria de la compleja relación entre genética, comportamiento y consumo de sustancias en poblaciones jóvenes.

APÉNDICE

OBRAS DE REFERENCIA FUNDAMENTALES

Libros científicos

RAMÍREZ, Carlos. *Genética de la adicción.*

GONZÁLEZ, María. *Neurobiología del comportamiento juvenil.*

MARTÍNEZ, Juan. *Factores genéticos en conductas de riesgo.*

Investigaciones Relevantes

INSTITUTO NACIONAL DE SALUD MENTAL. *Estudio longitudinal sobre predisposición genética en adicciones.*

INVESTIGACIÓN COLABORATIVA LATINOAMERICANA. *Comportamiento adolescente.*

UNIVERSIDAD NACIONAL. *Proyecto genoma y comportamiento.*

Recursos Complementarios para Padres

Guía práctica: "Comprendiendo a nuestros adolescentes".

Manual de comunicación efectiva con jóvenes.

Kit de herramientas para detección temprana de conductas de riesgo.

Recursos Educativos

MINISTERIO DE SALUD. *Programas de prevención integral.*

Plataformas digitales de orientación juvenil.

Material audiovisual educativo sobre prevención de adicciones.

Contactos de Apoyo

Líneas de ayuda nacionales. [s.l.: s.n.], [s.d.].

Centros especializados en tratamiento juvenil. [s.l.: s.n.], [s.d.].

Organizaciones comunitarias de soporte. [s.l.: s.n.], [s.d.].

Lecturas Recomendadas

SIEGEL, Daniel. *Cerebro adolescente.*

PUNSET, Eduardo. *Conversaciones difíciles.*

CAMPOS, Ana Sofía. *Resiliencia en jóvenes.*

Nota: Estos recursos representan una selección multidisciplinaria para profundizar la comprensión de los factores genéticos y conductuales relacionados con el consumo de sustancias en población juvenil.

GLOSARIO DE TÉRMINOS

A CONTINUACIÓN, se presenta un glosario de términos clave relacionados con genética, comportamiento y consumo de sustancias, útil para comprender los conceptos abordados en este libro:

Adicción: Condición neurobiológica caracterizada por el consumo compulsivo de sustancias, a pesar de las consecuencias negativas, con un fuerte componente genético y ambiental.

Alelo: Variante específica de un gen que puede determinar características particulares en un individuo, incluyendo predisposiciones conductuales.

Ambiente genético: Contexto interno y externo que interactúa con los genes, modulando su expresión y potencial comportamental.

Biomarcadores: Indicadores moleculares que pueden predecir susceptibilidad a comportamientos de riesgo o consumo de sustancias.

Cognición: Procesos mentales relacionados con la adquisición de conocimiento, procesamiento de información y toma de decisiones.

Dopamina: Neurotransmisor asociado con sensaciones de placer, recompensa y motivación, crucial en mecanismos de adicción.

Epigenética: Modificaciones heredables que no alteran la secuencia de ADN pero pueden cambiar la expresión génica.

Factor de riesgo: Característica individual, familiar o social que aumenta la probabilidad de desarrollar comportamientos problemáticos.

Gen: Segmento de ADN que codifica información para producir proteínas específicas y determinar características hereditarias.

Marcador genético: Secuencia de ADN con ubicación conocida que puede indicar predisposición a ciertos comportamientos o condiciones.

Neuroplasticidad: Capacidad del cerebro para modificar sus conexiones neuronales en respuesta a experiencias y aprendizajes.

Neurotransmisor: Sustancia química que facilita la comunicación entre neuronas, fundamental en procesos cognitivos y emocionales.

Polimorfismo genético: Variación en la secuencia de ADN que puede influir en la susceptibilidad a conductas específicas.

Resiliencia: Capacidad psicológica para adaptarse positivamente frente a situaciones adversas o estresantes.

Vulnerabilidad genética: Predisposición heredada que incrementa la probabilidad de desarrollar ciertos comportamientos o condiciones.

PALABRAS FINALES

A LO LARGO de este viaje por los intrincados senderos de la genética, el comportamiento juvenil y el consumo de sustancias, hemos recorrido un camino profundamente transformador que nos invita a reflexionar sobre la complejidad de la existencia humana. Cada capítulo ha sido un peldaño más en nuestra comprensión de cómo los factores genéticos, sociales y ambientales se entrelazan para configurar las decisiones y experiencias de los adolescentes y jóvenes.

Nuestra exploración nos ha permitido comprender que la adicción no es simplemente una elección individual, sino un fenómeno multidimensional donde convergen la vulnerabilidad genética, las influencias del entorno, las dinámicas familiares, las presiones sociales y las experiencias personales. Esta perspectiva integral nos desafía a abandonar los juicios simplistas y adoptar un enfoque más empático y comprensivo.

Los testimonios de superación que hemos compartido revelan la increíble capacidad de resiliencia de los jóvenes. Cada historia es un recordatorio poderoso de que, más allá de las predisposiciones genéticas o los contextos adversos, existe siempre la posibilidad de transformación y crecimiento personal. La genética puede establecer ciertos escenarios de riesgo, pero no determina inexorablemente el destino.

Para los padres, educadores y profesionales de la salud, este libro representa una herramienta fundamental. No se trata solo de un documento académico, sino de un llamado a la acción y la comprensión. Necesitamos construir entornos que fortalezcan la capacidad de decisión de los jóvenes, que les brinden herramientas para navegar los desafíos de la adolescencia con información, apoyo emocional y estrategias de prevención efectivas.

La investigación científica continúa expandiendo nuestros horizontes. Cada descubrimiento en genética nos acerca más a comprender los mecanismos sutiles que influyen en el comportamiento humano. Sin embargo, la tecnología y el conocimiento solo tendrán sentido si van acompañados de un profundo compromiso ético y humano.

Es fundamental reconocer que detrás de cada estadística hay una historia personal, un ser humano con sus esperanzas, miedos y potencial de transformación. No podemos reducir el fenómeno del consumo de drogas a simples datos o predisposiciones genéticas. Cada joven merece ser visto en su integralidad, con respeto y la convicción de que puede construir un futuro diferente.

Los invitamos a seguir profundizando, cuestionando, investigando. La prevención no es responsabilidad exclusiva de especialistas, sino de toda la sociedad. Cada conversación honesta, cada espacio de escucha, cada estrategia de acompañamiento representa un paso hacia comunidades más conscientes y saludables.

Que este libro sea más que un texto académico: que sea un puente de comprensión, un instrumento de transformación social y personal. Que inspire a padres, educadores, profesionales de la salud y, especialmente, a los jóvenes, a explorar sus potencialidades más allá de cualquier determinismo.

El futuro no está escrito en nuestros genes, sino en nuestras decisiones, en nuestra capacidad de aprender, crecer y reinventarnos constantemente. La genética nos ofrece información, pero la voluntad y el amor son los verdaderos arquitectos de nuestro destino.

QUERIDO LECTOR,

Gracias por acompañarme en este recorrido a través de la compleja relación entre genética, comportamiento y consumo de sustancias.

Si lo que aquí has leído te ofreció nuevas perspectivas, te inspiró a reflexionar o te brindó claridad en tu camino, te invito a compartir tu experiencia dejando una reseña en el lugar donde adquiriste este libro.

Tus palabras no solo representan un valioso apoyo, sino que también se convierten en una guía para que otros lectores interesados en este tema puedan descubrir y beneficiarse de este trabajo.

Con gratitud,

Amilcar Inácio Evaristo

ACERCA DEL AUTOR

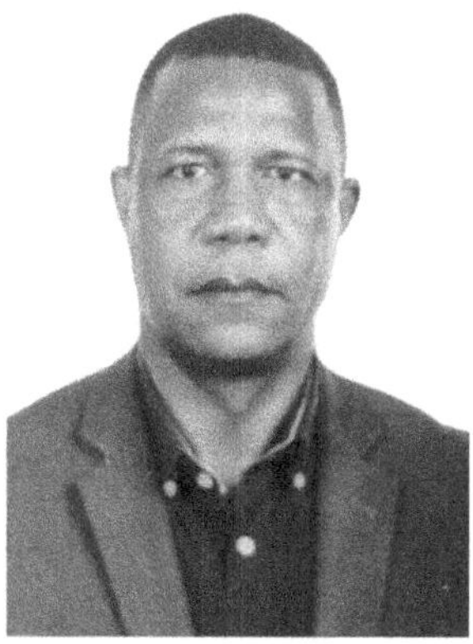

Amilcar Inácio Evaristo, es Doutor (Ph.D) en Ciências de la educación por la Universidad Enrique José Varona de Cuba (2014) MSc en Biólogia y Psicológia por la Universidad estatal Herzen de Russia (1995), Professor Associado del Instituto de Ciências de la Salud de la Universidad Agostinho Neto (UAN) donde también desepeña la función de Vice Director para los Assuntos Científicos y Pós Grado desde 2022

Antes fué Cordinador del Centro Universitario de Kwanza Sur (2004-2011) y también Consultor en el Ministerio de Ciência y Tecnologia (2015-2019). Tiene várias publicaçiones en revistas nacionales e internacionales.

facebook.com/amilcar.evaristo1
instagram.com/amilcarevaristo

www.ingramcontent.com/pod-product-compliance
Lightning Source LLC
LaVergne TN
LVHW050752051026
849532LV00008B/2845
9798232933449